大肠癌康复工具包

加速康复的活动、锻炼和生活方式

〔英〕萨拉·拉塞尔（Sarah Russell） 编著

贾子善　主审

朱　毅　郭　雯　曹武婷　主译

河南科学技术出版社

·郑州·

The original English language work has been published by:
Hammersmith Books, London, United Kingdom
under exclusive license for all formats, languages and territories
Copyright © 2019 by Dr Sarah Russell. All rights reserved.

英国 Hammersmith Books 授权河南科学技术出版社
在全球独家发行本书中文简体字版本。
版权所有，翻印必究。
备案号：豫著许可备字 –2021–A–0037

图书在版编目（CIP）数据

大肠癌康复工具包：加速康复的活动、锻炼和生活方式／（英）萨拉·拉塞尔
（Sarah Russell）编著；朱毅，郭雯，曹武婷主译. —郑州：河南科学技术出版社，
2021.11

　　ISBN 978–7–5725–0432–7

　　Ⅰ.①大… Ⅱ.①萨… ②朱… ③郭… ④曹… Ⅲ.①大肠癌—康复 Ⅳ.①R735.39

中国版本图书馆CIP数据核字（2021）第103733号

出版发行：河南科学技术出版社
　　　　　地址：郑州市郑东新区祥盛街 27 号　　　邮编：450016
　　　　　电话：（0371）65788890　65788629
　　　　　网址：www.hnstp.cn
策划编辑：李　林
责任编辑：谢震林
责任校对：李　林
封面设计：张　伟
责任印制：朱　飞
印　　刷：河南文华印务有限公司
经　　销：全国新华书店
开　　本：720 mm×1020 mm　1/16　印张：11.5　字数：217 千字
版　　次：2021 年 11 月第 1 版　　2021 年 11 月第 1 次印刷
定　　价：58.00 元

如发现印、装质量问题，影响阅读，请与出版社联系并调换。

谨以此书献给读者
希望您能从中获得知识、勇气和鼓舞

编　著　〔英〕萨拉·拉塞尔（Sarah Russell）

主　审　贾子善

主　译　朱　毅　郭　雯　曹武婷

副主译　李旭红　李紫薇　陈丽丽　欧　毅　赵芳玉

译　者　（按姓氏笔画排序）

王珊珊　王梦琪　朱　毅　刘春玉　李旭红

李孝熠　李紫薇　李聪慧　杨作辉　宋　帅

陈丽丽　欧　毅　周　雪　赵芳玉　郭　雯

曹武婷　符彩萍　韩　亮

序

Juliet McGrattan 博士

The Active Woman's Guide to Health 的作者、全科医生

作为一名全科医生，我见证过许多患者从诊断为大肠癌到经过治疗后的病情改善。这个过程往往伴随着巨大的压力和焦虑，患者可能会觉得自己很脆弱并且无能为力。生活突然之间开始被治疗填满，每天都要面对源源不断的医院预约和药物治疗。在这种情况下，患者常认为休息是应对这一切最有效的方法。但事实恰恰相反。积极活动不仅可以帮助提高大肠癌患者的存活率、降低癌症复发的风险、加快康复进程；还可以通过减少副作用来提高患者对治疗的耐受性。在这段艰难的日子里，锻炼这种积极的方式可以帮助癌症患者放松，并且在这段充满挑战的时期对自己的健康状况有掌控感。

在癌症治疗期间锻炼并不容易，但它不可或缺并且效果斐然。患者倾向于认为锻炼只会让他们更加疲惫，但事实上，像快走这样的活动可以减轻癌症和化疗带来的疲惫和虚弱。缺乏锻炼会使肌肉力量很快丧失，而四处走动则有助于维持肌肉力量，这在术后尤其重要。研究发现，锻炼可以增加人体中自然杀伤细胞的数量和活性，人体会试图通过制造自然杀伤细胞消灭癌细胞。锻炼还能促进肌肉释放肌动蛋白，起到消炎的作用，从而帮助预防和治疗癌症。我会告诉我的患者尽可能坚持运动同样是他们治疗的一部分，这将有助于他们较快地康复并且度过治疗期。

我发现需要让患者意识到，他们患病后可能达不到他们日常的锻炼水平，特别是那些患病前经常运动的患者。但无论如何，患病时做些什么肯定比什么都不做要好。即使只走一小段路，呼吸一些新鲜空气，也足以让他们精力充沛。另外，锻炼会促进体内内啡肽的释放，而内啡肽可以使人放松、改善情绪、减轻疼痛——这也是癌症患者需要锻炼的三个重要原因。

锻炼对所有人都很重要，但对于接受结直肠癌治疗的患者来说更为重要。开始活动起来是最艰难的，但如果慢慢去做，一定会发现付出的努力是值得的。掌控好癌症治疗中的锻炼是一件值得骄傲的事情。

寄　语

Lucy Gossage　博士

肿瘤学家、职业铁人三项运动员及 www.cancerfit.me 的联合创始人

　　每隔几周，我就会在社交媒体上收到一些刚被诊断为大肠癌或刚从癌症治疗中恢复的患者发来的电子邮件或信息，向我咨询如何在治疗期间保持运动或在治疗后重获健康。虽然证据表明，在治疗前、治疗期间和治疗后进行锻炼，对癌症患者的生理和心理都有很多好处。但是目前几乎没有什么指导可供参考，我也无法推荐人们去哪里查阅。"我可以在化疗期间继续骑自行车吗？""我的医生告诉我 8 周内不要跑步——这是真的吗？""锻炼会增加我在化疗期间感染的风险吗？""带着 PICC 我可以做些什么？""我可以带着造口运动吗？""肠道手术后怎样做才能更快地重回健身房？"这些是我经常被问到的问题，但我在这方面并不精通！对于患有大肠癌或还合并其他疾病的患者来说，如果他们想要在癌症治疗期间及之后学习更多关于锻炼的知识，Sarah 的书会是一个很好的开始。积极活动是患者能为改善病情做的最重要的事情之一，本书可以帮助患者实现这一点。此外，我们希望我们的网站 www.cancerfit.me 能够成为一个有用的附加资源，这里有患者和专家的博客，是一个希望在癌症治疗中和治疗后坚持锻炼的人分享想法和担忧的平台。欢迎有兴趣了解更多信息的患者浏览查看。希望您阅读愉快，祝您好运！

Joan Barker　患者

　　和大多数人一样，当我在 2017 年被诊断出患有大肠癌时，我希望能够找到一些关于它对我短期或长期影响的参考信息。确诊的时候，我像平时一样运动和活动，日常跑步、骑自行车、游泳、打高尔夫球、参加跑步比赛和铁人三项。确诊时我 60 岁，老实说，我最担心的不是癌症，而是它会如何影响我之后的锻炼能力。锻炼对于我的身心健康至关重要。除了与我的外科医生交谈之外，我还希望尽可能多地了解如何从手术中恢复得更好，并与我的外科医生共同努力确保达到可能的最好的预后。我尤其想了解我可以在手术后多久恢复锻炼以及什么时候

做哪些具体的锻炼。我想找到类似锻炼计划的参考资料来遵循（就像我为马拉松训练时一样）；遗憾的是，我找不到任何参考资料来指导我。这让我很沮丧，因为我觉得自己以后可能只能在家里走来走去！

非常幸运，我遇到了一位优秀的造口护士，当我表达了自己的担忧后，她告诉我术后锻炼非常重要，但必须选择合适的锻炼类型。她还答应帮我联系一位运动专家指导我完成整个过程。我知道我讲述这些会让 Sarah 不好意思，但毫不夸张地说，她的建议和学识避免了我陷入深度抑郁。我听从了 Sarah 的建议，手术后仅三周就能游泳和慢跑了。我有信心带着造口跑一场 5 公里的比赛，并且在造口还纳术后继续执行她的方案。我的外科医生对我恢复得如此之快感到非常兴奋，并且我可以在手术 2 年后充满信心地锻炼。这本书对任何被诊断为大肠癌的患者和他们的家人来说都将是一本无价的工具书；我努力锻炼的部分原因也是想让家人知道，我是可以锻炼的！我真的非常感谢 Sarah，她是一个了不起的人，也是一位知识渊博的专家。

Scott Smith　患者

28 岁的时候，我被告知患有大肠癌，这彻底粉碎了我的世界。我甚至开始考虑自己是否能活到 30 岁，这是我以前根本不会思考的问题。我的诊断结果如旋风般快速降临。实际上，我最初被诊断为溃疡性结肠炎，但仅仅几周后，就被告知患有大肠癌并且需要立即手术。我曾经是一个中等程度的烟鬼，差不多每天抽 20~30 支烟。直到我为了省钱筹办婚礼戒了烟时，症状出现了。似乎是尼古丁导致我的结肠炎没有及时得到诊断。当被发现时，已经变成了大肠癌。

万幸的是，我只需要接受相对常规的手术，包括结肠切除术（切除我的大肠）和永久性造口，而不需要化疗或任何其他治疗。在这场改变人生的手术后，我的生活逐渐恢复正常，我回到了工作岗位，和妻子组建了家庭，还生了儿子。

手术几年后，由于体重增加，我的造口开始出现渗漏。我在照顾儿子的时候发现自己很难跟上这个蹒跚学步但行动迅速、精力充沛的孩子！因此我决定去健身。但我不知道应该从何做起，因为我从来没有健身过，也很少去健身房。

通过一位朋友，我有幸认识了一位很棒的私人教练，他为我量身定制了适合我的术后锻炼方案。他找不到任何关于带有造口的锻炼指导，所以他自己制订了一个锻炼计划，就像剖宫产后的新妈妈一样——事实证明这是一个完美的方法。通过健身房锻炼、举重锻炼、心肺功能锻炼和特殊核心肌群锻炼的结合，我的核心力量和整体健康状况逐渐得到了提高。我之所以花费很多时间来建立对自己的信心和加强对身体的认识，不仅是因为我有一个造口，还因为我以前没有进行过任何锻炼，所以对健身和运动知之甚少。我现在经常跑步并且参加要求很高的障碍赛，这在很多方面改变了我的生活。

当我回首往事时，我很庆幸自己遇到了这样一位伟大的健身教练，他花时间了解我的病史，并帮我建立信心和恢复健康。然而，我深知不是每个人都会这么幸运。几年后，我遇到了 Sarah Russell，她也认同我教练的做法。我真希望自己在一开始就认识她。对于没有我那么幸运的人来说，这本书信息丰富，是很好的资源；而且我相信，许多健身教练、护士，甚至医生都会发现它很有帮助。如果我能早些拿到这本书，就会早点得到恢复的希望和方法，就可以避免恢复初期没有得到指导时的黑暗时光。多年后的今天，对我来说，锻炼带来的不仅是身体上的益处，更多的是心理健康。每个人都低估了锻炼和活动对我们心理健康的益处。带着造口生活总是会面临很多挑战，我相信锻炼可以帮助我们应对。无论您是像我一样刚开始锻炼，还是要在手术后恢复健康，在这本书中 Sarah 提出的一些神奇的工具和方法都可以帮助您重建信心与活力。这里会有一些能让每个人受益的东西。祝您健康与好运！

作者自述

我热衷于任何形式的锻炼和体力活动。我的职业生涯和生命中的大部分时间都致力于帮助别人变得更具活力并与锻炼建立良好的关系。

我拥有体育运动科学的学士学位和硕士学位，是一名4级资质的癌症和运动康复专家，也是一名拥有25年经验的英国田径跑步教练、运动专家、教练和健康作家。作为一名"临床运动专家"，我的职能介于物理治疗师和健身教练之间，我可以结合这两个职业的优点，跨越锻炼和临床实践之间的差距。

我相信"本能的锻炼"，倾听身体的感受并进行活动会让人感觉健康和强壮。我相信锻炼应该是有滋养能力和活力的——这种锻炼会让人感觉"那很好，我还可以继续锻炼！"而不是"我讨厌它，我浑身酸痛，筋疲力尽"。

20多年来，我指导过成千上万的客户将锻炼作为一种治疗方法来管理各种疾病和康复需求——心脏病和中风、慢性疲劳、损伤、术后健康管理，以及数百名受伤的跑步者，近期还有造口和癌症患者。

尽管我一生都在从事体育运动，但直到我自己也经历了严重的疾病，才意识到锻炼对我们的健康、恢复和幸福感有多么重要。与此同时，在我们生病时，锻炼又是多么困难。我也有造口（回肠造口术）（参见"我的故事"），并在18个月内经历了5次大型肠道手术。因为我患的不是癌症，所以无法描述化疗或放疗是什么样的，但我知道手术是如何让人惊慌失措的，也知道学会带着造口生活是多么具有挑战性。

我独特的经历能够将我的专业和个人经验结合起来，现在我专门从事造口和大肠癌的康复，并提供锻炼咨询服务。我被公认为这一特定领域领先的专家，在《英国护理学杂志》发表了我的研究成果并呈现给全世界。

作为这项工作的一部分，我为全球医疗器械公司 ConvaTec（www.convatec.co.uk）提出了全球首个护士教育计划，面向在英国国家医疗服务体系和私人诊所工作的大肠癌／造口护士。目前我在世界各地培训造口护士，仅在英国就培训了数百名造口护士、外科医生和物理治疗师。

我非常自豪这项工作改变了许多临床医生的观点，并改善了许多患者的生活。这些开明的临床医生现在不再建议患者休息，而是鼓励造口和癌症患者在治疗和康复过程中积极锻炼。

归根结底，这项工作将帮助人们更快地康复，获得更好的长期结果，变得更健康并且拥有积极的生活方式，尽管他们仍存在健康问题。

我在东萨塞克斯郡／肯特郡有一家诊所，我在那里接待客户，提供一对一指导、癌症康复和生物力学教育，还通过 Skype 或在线提供"虚拟造口诊所"和指导。

我还有幸在肯特郡威尔德的临终关怀中心做志愿者，在那里我为物理治疗团队提供支持，并为疾病晚期的患者提供每周一次的团体锻炼。我对这项工作非常满意，能够与这些从积极活动中受益良多的患者一起工作是我的荣幸。

尤为重要的是，我热衷于帮助人们与锻炼建立良好的关系，使他们终身受益。有关我和相关服务的更多信息，请参见"我的故事"。

致 谢

写这本书是我做过的最难的事情之一。写这样一个重要的话题是一种巨大的责任和使命，也是我不可以掉以轻心的事情。我唯一的目标是尝试和帮助人们，支持、教育和鼓励他们，使他们开始改变对一些问题的理解并做出实践。

这本书从开始编写到出版花了将近两年的时间，它融合了我过去8年的专业实践、个人经验以及数百个小时的研究。我希望我的语气、建议和内容都是正确的。

要特别感谢的人太多了，如果我错过了其中的任何一位，非常抱歉。现在要开始致谢了。

就我个人而言，我要感谢我的家人：我的母亲、丈夫John，以及我的儿子Edd和Charlie，感谢他们的耐心、支持和鼓励，以及频繁出现的支持性语言"那本书的进展如何？"……紧随其后的是"还没完成吗？"我可以确定他们希望我再也不要写了。

感谢我最好的朋友Maxine，早在1993年，她就把赌注押在了一位21岁的年轻体育科学专业的毕业生身上，给了我第一份工作，使我开始了我的职业生涯。25年后，我们之间就最新的运动科学研究和趋势进行探讨仍然是一件非常有趣的事情。谁又知道我们最终都会有自己的肠道手术之旅呢？

感谢Hammersmith图书公司，没有在我提出写一本主题是"大肠癌与运动"的书时拒绝我，而是充满责任和热情地接受了这个想法，并且认为这是迫切需要的。感谢本书编辑Carolyn White，感谢她极其真诚的反馈。这位超高效率的编辑使这本书最终呈现给读者的内容比原本好得多。感谢他们在我写作和不断重写的过程中耐心等待。

感谢在过去的几年里有幸相遇并共事的世界各地的优秀护士、内科医生、外科医生、物理治疗师和医疗保健专业人员。我对你们的作为感到敬佩，你们教会了我很多。希望你们会觉得这本书是推荐给患者的好资源。

就我个人而言，我必须感谢格雷斯公主医院的外科医生Sina Dorudi教授，他是我的医生，一直以来对我的工作和生活给予了大力支持，是他让我重拾生活。谢谢您的倾听，把我当成一个普通人，而不是一个患者。

感谢 Caroline Rudoni, Anette Understup，以及 ConvaTec 的优秀团队，他们从一开始就是优秀的倡导者。他们一直通过 me+recover——世界上最好的造口患者康复项目，投资和支持护士培训与患者教育。

感谢物理治疗师 Julie Harker 和肯特郡威尔德临终关怀中心团队，他们让我有幸成为志愿者，并与我们令人惊叹的运动小组一起支持癌症患者。这真的是我做过的最伟大、最骄傲的事情之一。

感谢 Anna Campbell 教授和 CanRehab 的团队，他们教会了我很多关于癌症和运动的知识，也教会了我如何开展精彩的锻炼课程。

同样感谢 Juliet McGrattan 博士、Sophie Medlin 博士和 Lucy Gossage 博士，你们都是杰出的榜样。感谢你们的支持和为患者所做的一切。

感谢 Joan Barker，她是这个选题的灵感来源。我想找一本可以推荐给她的好书，但是找不到，所以决定自己写。Joan，谢谢您与世界公开分享您的故事，并感谢您一直以来的支持。

感谢 Scott Smith，您持续激励着很多人，您的故事总是让我热泪盈眶。公开谈论我们经历的事情从来都不容易，但您做得如此优雅和谦逊。

对你们两位来说，继续前进，继续分享，继续做你们所做的。你们都是超级明星。

还要感谢世界上所有其他肿瘤学的运动研究人员和临床医生。我跟踪了许多了不起的研究、社交媒体和会议上的发言，我希望你们认为我写这本书是一件很有意义的事情。我也期待继续这一伟大的工作！

最后，这本书献给任何曾经患过大肠癌的人。您也许从来都没想到过会在自己身上发生这样的事情。患癌可能很艰难和无情，但我希望您能找到一种方法，把运动和锻炼融入生活中，因为我知道这会对您有帮助。

当我从患者那里听到他们因为我在会议或研讨会上的发言而变得勤加运动，或者他们因为执行了我制订的锻炼计划而感到更加自信，抑或是听从我的建议改变了他们的生活的时候，真的让我感到欢欣雀跃：这一切都是值得的！

最后，用小熊维尼的话作为结语："有些事情您必须牢记。您比您想象的更勇敢，比您看起来更坚强，比您想象中更聪明。"

前　言

　　大肠癌（也称为结直肠癌，包括结肠癌和直肠癌）是当今英国第三常见的癌症，2015 年约有 42 000 例新病例[1]。从那以后，这个数字一直在上升。大肠癌治疗通常包括手术、化疗和放疗，或者三种治疗联合使用。在大多数情况下，手术是一个主要的环节，通常需要造口及使用造口袋。患者甚至可能需要接受两个或两个以上的大手术，当结合化疗和放疗时，整个治疗过程可能漫长且难挨。

　　作为一名运动专业人士，我热衷于体力活动，也很清楚体力活动在疾病和术后恢复中起着重要作用。我一次又一次地目睹了康复和运动疗法是如何彻底改变大肠癌患者的康复进程和长期结果，帮助他们重建信心，使他们能够过上被人接纳、运动和健康的生活的，而不是恐惧和缺乏活动的生活。

　　我们都知道锻炼对我们的健康有好处。众所周知，多运动、少坐和多体力活动可以降低心脏病、脑卒中、糖尿病、癌症和许多其他慢性病的风险。但是谈到大肠癌，运动很可能是您工具库中最有力的工具之一。

　　运动肿瘤学专家呼吁将体力活动作为大肠癌的第四种治疗选择，并将其加入大肠癌患者的标准护理方案中[2]。

　　越来越多的科学研究支持这一大胆的主张。积极活动有助于克服化疗和放疗带来的许多令人衰弱的副作用，如疲劳、肌肉的萎缩和虚弱。它可以帮助您的身体更好地耐受治疗。而且有新的证据表明，锻炼可能有助于身体战胜癌细胞。一些研究表明，在诊断出大肠癌后积极活动可以使存活率提高 20%~30%[3]。

　　最重要的是，积极活动会带来幸福感和控制感，调节心理健康。它会帮助您感觉到您在为自己做一些事情。这会让您感觉更好。

　　然而，我也知道，患大肠癌时，锻炼是最难做的事情之一。

　　尽管存在相关研究，医学专业人士给出关于锻炼的信息仍是混淆不清、相互矛盾的。很少有医务人员真的鼓励患者去积极锻炼，目前也没有很多的监督锻炼课程或小组。"最好多休息"的看法在社会上仍非常普遍，所以人们得不到他们需要的鼓励。如果医生让患者休息，患者通常会这么做。

　　我在 2018 年代表医疗器械公司 ConvaTec 做的一些研究（待发表）中发现，90% 的大肠癌患者表示，他们没有达到世界卫生组织（World Health Organization）的建议标准（每周适度活动 150 分钟），他们没有达到足够的运动量来保持健康。

1

客观地说，绝大多数普通人都没有足够的运动量来保持健康，所以当您被诊断为癌症时，坚持锻炼就变得更加困难了。

如果您没有得到锻炼的指导，就会增加患其他并发症如糖尿病、心脏病、抑郁症、关节炎等的风险，并陷入缺乏运动和生活质量下降的恶性循环。我们知道大约70%的癌症患者至少伴有一种其他慢性病。这仍然是一个可怕的统计数字。

我们需要扭转这一趋势。而且要快！这也是出版本书的原因。

大肠癌患者需要行动起来，并在锻炼中感到自信；他们不需要害怕锻炼，或者说不允许任何障碍阻止他们积极锻炼。

但很难知道从哪里开始着手，或者什么是安全的。手术后应该怎么锻炼？带有造口能锻炼身体吗？化疗期间，能进行多少锻炼？如果确实不喜欢锻炼呢？当感到筋疲力尽和不舒服的时候，如何运动起来呢？

本书有助于回答所有的这些问题，甚至更多。

本书将帮助您消除关于锻炼的混淆的信息，教您如何克服障碍，怎样才能感觉更积极和更有动力，即使您过去从未运动过。

您可能对锻炼持怀疑态度，不感兴趣，或者身体不太舒服而不考虑锻炼。但请不要错失良机。我请求您读一读这本书，给它一个机会。

这可能需要改变您的心态，但试着想想您能做什么，而不是您不能做什么。

下面是关于锻炼可以帮助大肠癌患者的十个理由。

理由 1

首先，患大肠癌时，积极活动是安全的。事实上，它不仅是安全的，还应该被视为治疗和康复计划的一部分。一些研究表明，确诊后通过积极锻炼，结肠癌复发的风险可降低 20%~30% [3]。第一章将向您展示，即使您不喜欢竞技或体育运动，锻炼身体也可以很容易地融入您的日常生活。您不一定非要去健身房运动。"活动"实际上意味着少坐多动。这不需要很努力，也绝对不会受伤。锻炼会帮助您，而不是伤害您。

理由 2

虽然您可能不太喜欢，但在化疗和放疗期间积极活动的确可以帮助您减少治疗的一些副作用和长期治疗的不良后果，如肌肉萎缩、虚弱和疲劳。第二章描述了不同类型的癌症治疗对身体的影响，即使是短短 10 分钟的步行也会产生巨大的不同。少量多次是最好的。

理由 3

即使您处于癌症晚期，伴有骨转移或存在更复杂的情况，您仍然可以活动起来。正如第三章所示，您可能需要进行一些合理的调整，或者您可能需要在运动专家或物理治疗师的监督下运动，但锻炼是您能做的最好的事情之一，可以帮助您应对癌症治疗和提高生活质量。

理由 4

在所有的腹部手术之后，特别是如果您有造口时，您绝对需要进行核心肌群／腹肌锻炼。第四章介绍了如何在术后几天内进行这些锻炼。这对于加强这些肌肉和恢复核心功能很重要。尽管有些医生和护士比较谨慎，但临床护理指南[4]建议：在造口手术后 3~4 天开始进行适当的锻炼是安全的，并对此进行了详细的解释。

理由 5

虽然看起来可能有违常识，但锻炼是一种克服癌症相关或化疗性疲劳的很好的方法。正如第五章解释的那样，研究表明，进行一些温和的锻炼（从短距离散步开始）可以帮助您感觉更有活力，并且减少您的疲劳感。试一试，看看您感觉如何。

理由 6

锻炼对精神和心理的影响是不可估量的，而且是令人难以置信的。将锻炼作为手术和治疗后恢复的一种方式，可帮助您重建机体状态、自信、自尊和精力水平。事实上，我认为锻炼在精神方面的作用是最重要的，它能给您带来控制感和正能量。第六章让您洞察到应该进行多少锻炼来促进您的恢复，这样您就不会因为过度锻炼而情绪低落，也不会失去锻炼给您带来的精神振奋的感觉。

理由 7

过度休息对任何人都不是最好的，即使您患有大肠癌。如果过度休息，您可能会变得更虚弱，甚至会使病情恶化。陷入不愿活动／恐惧回避／信心丧失的旋涡中。特别是如第七章所示，手术后您不需要"静息状态"6~12 周；相反，您应该逐渐开始变得更活跃，更多地步行，并开始进行核心肌群锻炼。第七章中的每个练习都有详细的说明和插图，以帮助您入门。

理由 8

如果您感觉足够好，您可以在整个治疗过程中继续锻炼。第八章给出了更广泛、更高阶的运动，您可以试一试。您可能需要在一段时间内调整您的锻炼水平或某些运动方案，但如果您感觉良好，只要您想就可以增加您的日常运动。您只需要听从自己的身体。

理由9

健康饮食和积极活动是齐头并进的。为了确保您能够进行体力活动，您需要用合适的食物和液体为身体提供营养。肠道手术后，您的饮食可能会发生改变，您可能会觉得您不能健康饮食，或者您的饮食在某种程度上受到了限制。第九章涵盖了肠道手术后如何健康饮食这一具有挑战性的话题，并提供了一些小技巧来改变您的进食，以促进您的康复和长期保持健康。

理由10

最后，第十章阐述了癌症患者在考虑锻炼时经常面临的心理障碍。您不一定要百分之百感觉良好才能锻炼。开始感到疲惫甚至很不舒服也没关系。只要稍微活动一下，走几步，做一些柔和的伸展运动或者瑜伽之类的运动，就可以帮助您感觉更好。您可能不得不强迫自己开始，但是一旦您去做了，就会意识到您的身体可以做的事情比想象的更多。

我也知道这并不容易。

本书的总体目标是提供一种友善、温和和便于理解的方法。要有同理心和鼓励，而不是评判。我只是想让您知道，在您感觉最脆弱的时候，锻炼和适当的营养是如何在帮助您感觉更好、重建您的信心和调控您的健康方面发挥巨大作用的。

肠道手术后的患者护理有一个巨大的缺陷。如果您心脏病发作或做过心脏手术，您通常会接受心脏康复治疗。膝关节或髋关节置换后，通常会有物理治疗和团体康复课程。如果您有肺部疾病，您可以从肺康复运动课中受益。但是如果您得了大肠癌或有造口怎么办？目前，几乎没有什么支持、知识或建议。我知道这一点，因为这是我自己的经历，我调查了数以千计的造口和大肠癌患者，绝大多数人从未得到过任何关于运动或康复的建议。人们大多时候被告知他们不能做什么，很少有人主动去告诉他们能做什么。

所以，我希望本书能在一定程度上填补这一空白，为您提供一些关于安全锻炼和特定的核心肌群康复的专业知识，如何重新开始锻炼，如何吃得好，最重要的是，如何重建您的信心。

您也许可以与朋友和家人分享这本书，这样他们也可以支持和鼓励您。

祝好运！还要记住……

开始锻炼吧，一切皆有可能，锻炼总比不锻炼强。

Sarah Russell
2019 年

目　录

第一部分
坚持运动，永不止步

第一章
我们所说的锻炼是什么

价值和自信评分

在我们进一步学习之前，我想和你一起探讨你与锻炼和体力活动之间的关系，你读了这本关于锻炼和活动的书感觉如何？是让你感到不知所措或者困惑了，还是开始帮助你感到更加积极和自信？

让我们探讨一下锻炼对你来说意味着什么，你和锻炼之间的关系以及你对锻炼的感受。

你读这本书的时候可能刚出院回家，可能还在化疗期间，也可能还需要几个月才能恢复。但是你的治疗和你在哪里无关。我只想让你思考你在这一刻是如何重视和感受锻炼的。通过阅读本书我们会再做几次评估，看看你的感觉是否改变了，信心是否增强了。

在下面的每个问题上打分以评估目前对体力活动的感受。

• 现在保持身体的活力对你来说有多么重要？

1	2	3	4	5	6	7	8	9	10
一点也不重要									十分重要

• 现在你对保持身体的活力有多自信？

1	2	3	4	5	6	7	8	9	10
一点也不自信									十分自信

让我们"重新思考"锻炼

改变对"锻炼"的想法和感受可以帮助我们更多地活动，并与体力活动有一个更好的关系，这可能是我们能做的最重要的事情。人们说他们不擅长"运动"、不喜欢去健身房或者说"锻炼"不适合他们。但是体力活动不应该是被选择或者只有空闲时间时才做的。它需要融入我们的生活并且成为我们现代生活、抵御身心疾病、特别是抗癌工具库中的一部分。它应该优先得到重视，并且被视为与其他医疗方法同等重要。

每个人都知道应该更积极，但事实却恰恰相反。我们坐得越来越久，而久坐对我们的健康生活产生了严重的负面影响。这种久坐不动的生活正在促进 2 型糖尿病、心脏病、肥胖、中风、关节炎、痴呆，甚至一些癌症患病率的增加。这是全球的定时炸弹。

如果我们日常没有在生活工作、上下班或居家生活中进行足够的活动，那么，我们必须有意识地、有选择性地做一些对健康有益的事情，如散步、跑步或者上锻炼课。但这很难做到，人们很难接受这个最简单的选择。那么，我们应该如何改变这种心态呢？

我在健身行业工作了 25 年。我和成千上万的客户一起工作超过 20 年，虽然我喜欢一切与健身有关的事，但我认为我们需要从根本上重塑与活动和锻炼之间的关系。它已经被现代生活、社交媒体和技术发展扭曲了。我们需要退一步并且重新评估我们为什么那样做和如何去做，更重要的是，它对我们来说意味着什么。

锻炼（exercise）、体力活动（physical activity）和活动（movement）有什么区别？

它们有细微的区别。

- 锻炼是指有目的的健身或为改善健康状况而可能做的事情，它有明确的目标和意图。例如，我去跑步或去健身房。
- 体力活动是指将身体运动作为结果而非目标。例如，步行上班或做园艺、做家务。
- 活动从字面上讲，是指任何涉及肌肉骨骼系统的身体移动，可能只是在用电脑或看电视时进行规律的休息，或者在家附近走动、爬楼梯，又或者只是不"久坐"。

如图 1.1 所示，这三者互相交织并且同等重要，但是，如果你感觉不舒服或者刚做完手术，那么你可能在一段时间内不想正式"锻炼"。但不要忽视"活动"

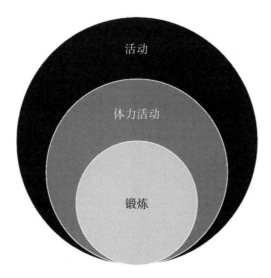

图 1.1 活动、体力活动和锻炼之间的关系

或者仅仅表现出"活跃"带来的好处。这些是正式锻炼和体力活动的基础，并且可能与恢复和治疗阶段更相关。

了解锻炼、体力活动和活动之间的区别是有用的。它可以帮助我们打破障碍，了解我们与"锻炼"的关系。当我们谈到"活动"或"移动"时似乎不那么可怕，反而更有吸引力。"锻炼"这个词可能会让人不知所措。锻炼经常被上升为一项艰苦的工作，让人想到的是去健身房或大汗淋漓。我想这就是它让这么多人反感的原因。但正如你稍后会发现的，它真的不需要这样，温和的锻炼益处更多。

锻炼对我来说意味着什么？

我在培训课程期间和护士小组一起做下面的活动。我让他们画一幅画或者写一些词，用来描述他们想到"锻炼"这个词时脑海里想到的任何事物。我希望你也可以用下面的方框做同样的事情。

当我听到"锻炼"这个词时，会想到：

几乎所有的护士都会画游泳、跑步、踢足球、去健身房或其他正式的锻炼或体育运动，或者写一些单词，如"累""痛苦""辛苦工作""汗流浃背"。你画了什么或写了什么？ 和护士的一样吗？

但是，正如前面所解释的，还有许多其他形式的活动和运动，它们对我们的健康同样重要和有益。

想想简单的日常活动，如散步、做家务、做园艺、自己动手做（DIY）或洗车。这些活动对健康有很大的好处，并且算是体力活动（如果做这些事有一点喘不过气来），但几乎没有人会选择把它们当成一种"锻炼"的方式写出来。

但是，为什么不呢？ 我想这就是我们出错的地方。我们对锻炼已经形成了一种"全或无"的思维定式，这对我们参与长期运动毫无帮助。

你与锻炼的关系

接下来，我想让你写下以前你与锻炼的关系。 在下面给出的方框中，回答下列问题：

- 我在患癌症前喜欢什么体力活动？（每件事，包括 DIY、做家务、遛狗、跳舞、去健身房、跑步、骑自行车等）
- 我喜欢这些活动吗？它们让我感觉如何？ 我从中得到了什么？ 我的身体感觉如何？

患癌症前我喜欢的体力活动是：

它们让我觉得：

现在让我们看看你被诊断为癌症后发生了什么变化。 在下面提供的量表上对问题的答案进行评分。

- 我现在有多活跃？

1	2	3	4	5	6	7	8	9	10
久坐不动									十分活跃

- 我对目前的活动水平有多满意？

1	2	3	4	5	6	7	8	9	10
很不满意									非常满意

最后，在下面给出的方框中回答以下问题。

- 什么改变了？
- 我现在对锻炼有什么感觉？
- 哪些事是我现在感觉不能做而以前可以做的？
- 为什么？什么使它变得困难？

只有完成这个任务，写下这些事件，才可能会触发一些你不曾察觉的想法或感受。如果你觉得困难，稍后再来完成吧。

关于锻炼我们错在哪里呢？

在谷歌上快速搜索"锻炼"一词，会出现穿着紧身衣、肌肉发达的身体以及人们跑步、举重或在健身房的图片，还有一些经典语句，如"没有借口""一分耕耘，一分收获，永不言弃"。大多数人为了"调整"身体的某个部位或者减肥进行锻炼，并且只感到困难和害怕。很少有人关心健康和心理幸福，并且没有人感觉锻炼是"滋养"和温和的。

这就传达了这样一个信息：我们的外貌和体重是最重要的，除非我们在健身房"完全改变"它，否则它是不值得做的。我认为这些信息可能会造成很大的伤害，并且导致人们以"非黑即白"的方式来思考锻炼，认为在患癌情况下进行锻炼和体力活动是没有帮助的。

相反，让我们想想积极活动对"健康"的好处，而不是我们的外貌。我们需要专注于拥有强壮的肌肉和强健的体魄，能够行走、跑步、举起东西并且为了我们的健康积极活动。

我们需要把锻炼看作是一种预防疾病、治疗疾病和帮助我们感觉良好的方法，而不仅仅是减肥或变得强壮。有点像另一种形式的药物或滋补食品。它需要成为我们生活的一部分，成为像刷牙一样根深蒂固的习惯。

本能的活动

锻炼不再是一种需要努力和令人痛苦的活动，相反，它可以成为一种温和且简单的活动，并且有巨大的好处。它可以成为一种生活方式的选择，融入日常生活从而成为一种"存在形式"和一种生活方式。

如果大脑将锻炼与疼痛联系在一起，那么你最终会停止锻炼。所以，我倾向于鼓励人们进行温和的锻炼，而不是不断地给自己施加压力。我相信这有助于人们与活动建立良好的关系，并学会热爱它。更重要的是，在他们的余生中继续这样做。我宁愿看到长期地坚持而不是快速地结束。

什么是"本能的活动"？

本能的锻炼／活动没有正式的定义，更像是一种精神特质。我把它描述为一种学会锻炼的途径，通过它，你和自己的身体处于一种和谐的状态。它看起来怎么样，感觉怎么样和它作用怎么样。 这是一种了解自己身体需要的感觉，了解身体什么时候可以活动，什么时候应该休息。真正地去协调肌肉和内心的感觉，以及它们怎样才能保持健康。

这可能与目前的体能文化相反，这是为了找到一种你喜欢的方式使你变得积极，让你在运动期间和之后都感觉很棒。本能的活动不会使你受伤，不会伤害你，也不会产生竞争，只会让你看到健康的结果。本能的活动不是关于"数字"、减肥、燃烧脂肪、设定目标、难为自己或感到内疚，而是使你为了身体健康、心理健康和长久的享受变得积极。

我经历了疾病和改变生活的手术才真正"明白"。但现在我想与我遇到的、指导的和工作的每一个人分享。当你得了癌症或其他疾病时，这种方法尤其重要。

怎样使锻炼更本能？

下面的提示只是为了让你考虑你平时的运动方法。

• 改变你对"锻炼"的思考方式。如果愿意的话，叫它"运动"或"活动"。

远离"全或无"的方法。10分钟的快步走就很棒，可以带来很多健康益处。不必去健身房、正式的培训班或加入运动团队。只要你想，有无数种其他方式可以使你变得更有活力。

- 想办法把更多的运动融入你的日常生活中。找到行动的机会，而不是采取简单的选择。自己洗车，而不是去洗车房；走楼梯而不是乘电梯；步行上班或去商店，而不是开车；使用可以促使你站立的桌子，看电视时做一些伸展。这些都会让你拥有一个"活动"的思维框架，而不是久坐的思维框架。

- 更难不是更好。运动不一定很难才有效。温和的活动具有很大的健康益处。试着付出足够的努力，使你稍微呼吸困难、心跳加速，但是仍然可以聊天。如果你不能聊天，那么你正在做的锻炼就太难了。当然，如果你本能地想要做更高强度的锻炼，并且身体已经做好了准备，那么你也可以做。

- 专注于为了"健康"的锻炼，而不是为了外观或体重（即不要总称体重）。远离注重身体外观和体重的锻炼，相反我希望你专注于健康结果和心理健康。积极主动让你感觉如何？你睡得更好吗？你能感觉到压力减小了吗？你觉得不那么焦虑了吗？你及时注意到腿上的肌肉更强壮了吗？你能走得更远一点或更快一点了吗？你的人际关系怎么样？你能花时间和家人一起做活动或结交新朋友吗？

- 放弃健身应用程序和速成健身或者快速效果的在线挑战，特别是"30天挑战"之类的。没有快速解决的办法。把活动和锻炼当作一种终身的关系。它可能在你的一生中起起落落并且在不同的阶段有不同的意义，但它会永远作为亲密的朋友陪在你的身边。

- 在运动和锻炼时，想想你的感受和身体的努力程度。在运动或活动期间及之后，倾听身体的感受。心跳加快了吗？呼吸频率上升了吗？出汗了吗？肌肉在工作吗？能感觉到哪些肌肉在工作吗？有头痛、疼痛或紧绷的地方吗？

- 留心察觉周围的环境。如果你在户外，能看到什么？注意天气、温暖的阳光或清风拂过；注意脚下树叶的"嘎吱"声；空中的鸟儿；注意太阳和云彩。感受脸上的雨滴，呼吸新鲜空气。

- 意识到社会交往和友谊。这是在活动和锻炼中最容易被低估的方面之一。出去见朋友或去上课可能会较费力，但是你得到的社会联系和支持会对你的健康和幸福产生巨大的影响。你跟谁在一起？你在笑并且得到快乐了吗？享受和一个朋友或家庭成员分享经历。你在创造终生的回忆。

- 耐心点。让"健身"来到你身边，而不是过于努力地追逐它。避免设定具体的目标。相反，关注日常行为、心态和适应身体的需要。剩下的就是耐心点。

你可能想知道这和癌症有什么关系。我很确定，这种锻炼方法是我们克服锻炼和健康方面许多障碍的关键。对付癌症的时候，你需要铲除尽可能多的障碍，找到一种将锻炼以不同的方式融入生活的方法。

重新构建你与锻炼的关系，以及你此时对运动的感受，现在你已经成功了一半。

最后，让我们再次讨论本章开始时的这些量表。

- 现在保持身体的活力对你来说有多么重要？

1	2	3	4	5	6	7	8	9	10
一点也不重要									十分重要

- 现在你对保持身体的活力有多自信？

1	2	3	4	5	6	7	8	9	10
一点也不自信									十分自信

比较你在这里的分数和本章开始时的分数。通过阅读这一章，我希望这些分数已经上升，并且你感觉更积极。

要点

- 如果你在诊断为癌症前很活跃，一切都会改变。你可能会失去信心，对自己的身体失去信任。你不知道应该从哪里开始，你的身体感觉不同并且无法再做过去能做的事情。这可能会使你很难重新参与你以前做的活动。
- 即使你知道应该积极锻炼，但还是很困难并且有多种障碍。知道和做是两件截然不同的事情。你知道应该做什么，但不知道怎么做，这太难了。这会让你感觉更糟，特别是即使你努力了但仍无法应对它时更是如此。这无助于建立信心，而且很容易变得消极和动力下降。
- 我们需要找到方法，使锻炼和活动更容易完成、更愉快和更可行。我们需要"重新构建"锻炼的概念，并使它更温和。简单地说，我们需要把它与愉快的想法和反应联系在一起，而不是害怕它。锻炼应该是滋养的，而不是惩罚的。

- 脆弱和不适会使锻炼和积极变得更加困难。你需要尽可能多的知识、信息、支持和鼓励帮助你克服困难，取得进展。这一点对于癌症患者来说非常重要，不管是在接受治疗还是在恢复的过程中。

- 如果你能克服其中的一些困难变得积极，可能会使身体和情感上感觉更好，会再次树立你的信心，使你享受锻炼和活动带来的有益健康的美妙。这可能并不容易，但只要有一些简单的调整和心态的转变，你就能找到这一方法。

第二章
大肠癌的治疗和锻炼的意义

现在让我们来了解癌症治疗是如何影响身体和活动能力的。总的来说，大肠癌的治疗方式主要有三种：手术、化疗和放疗。其他如靶向治疗、生物疗法和免疫治疗等方法也应用于一部分患者，但不太常见。

有些人可能会采取包括手术在内的综合治疗；但也有些人可能只做手术而不做化疗或放疗。这取决于癌症的部位和分期，也取决于肿瘤治疗团队的建议和个人选择。

接下来将介绍三种最常见的大肠癌治疗方法，并且简单解释一下它们的作用、对身体的影响以及锻炼对人体有哪些具体的帮助。

化疗

化疗的工作原理是阻止癌细胞的生长——癌细胞在体内快速生长和分裂。化疗同样会杀死体内正常增殖的细胞，包括头发、皮肤、骨髓、口腔和肠黏膜的细胞。这就是你在化疗期间脱发、免疫力下降并常受胃肠道疾病困扰的原因。

由于化疗药物类型及副作用不同、给药方式不同、药物反应的个体差异，有些人会有很明显的不良反应，而有些人却没有。

目前已知的主要副作用有疲劳、贫血、免疫力受损和恶心；化疗也可能产生长期影响，包括导致其他癌症、心肺功能改变、肌肉萎缩和骨质疏松、关节炎、神经系统异常和体重增加等。

这些问题让人难以愉快地阅读，但值得高兴的是，化疗的许多副作用可以通过体力活动和锻炼来减轻和改善，尤其是疲劳、肌肉萎缩和骨质疏松等问题。

放疗

放疗通常使用高能 X 射线束照射肿瘤，通过破坏癌细胞达到治疗肿瘤的目的。放疗通常需要数周，射线也会对周围组织、器官和皮肤中的其他正常细胞造成损伤。但是这些受损的正常细胞可以随着时间的推移逐渐进行修复，不像癌细胞会被永久破坏。

放疗的主要副作用是累积性疲劳，随着治疗的进行逐渐加重，有时在放疗结束时表现得最重。其他副作用有骨质疏松、淋巴水肿和胃肠道问题。与化疗一样，大多数症状（特别是疲劳）可通过适当的活动得到缓解。

外科手术

大多数大肠癌患者会通过手术切除肿瘤和部分正常肠道，术后一般会在患者腹部造口处使用袋子（即造口袋）收纳排泄物，代替以往的经肛门排便。这是为了在治疗过程中转移肠道的排泄物，让肠道在术后更好地愈合。这种情况有时是暂时的，肠道的排泄功能会重新恢复（但不总是如此）。也有一些采用"锁孔"微创手术（腹腔镜手术），还有一些在腹部垂直做一个大切口行开腹手术。这些取决于你的外科医生和肿瘤的位置。

对于某些患者，癌症已经扩散到周围邻近组织或其他器官，可能需要进行大范围的手术，切除盆腔中受累的器官和肌肉，有时需要同时行重建手术。盆腔廓清术是指切除多个盆腔器官如肠、膀胱和女性生殖器官的手术。这是个大手术，需要做结肠造口和/或尿道造口术，同时还要做盆底或阴道重建术。

任何腹部手术的主要问题都是手术区域周围组织/肌肉的损伤和疼痛。外科医生必须切开肌肉进入腹腔，这会导致核心肌群的肌力下降和功能减退。手术创伤组织完全"愈合"通常需要 6~12 周，愈合时间取决于手术类型，并且有个体差异。

术后锻炼和早期康复可以发挥巨大作用。受损组织自开始愈合时就开始进入修复期。早期的运动和温和的锻炼可以加快组织愈合进程——增加血流量、减少瘢痕组织、改善活动范围并且增强肌肉力量。

你可以与医生、物理治疗师或护士交流，尽量在术后数天之内开始进行温和的运动和康复锻炼。这有助于加速恢复，重建信心，因此不要过于谨慎和恐惧。

预康复——为大肠癌手术做准备

如果你要跑马拉松，就需要做好准备，保持身体健康。因为马拉松会给身体带来巨大的负荷，不经过训练就跑马拉松是很困难的。如果体能不够好，很有可能不得不选择半途而废，否则可能会因此感到不适或受伤。身体状态不佳也会延长恢复时间，还可能导致肌肉酸痛、更易受伤以及发生相关并发症。

肠道手术术前准备与跑马拉松非常相似。像跑马拉松一样，肠道手术也会给你的身体带来相当大的负荷。术前准备做得越好，术后的恢复和预后也就越好。预康复指的是大肠癌术前的康复过程。目前，大肠癌手术的预康复正成为一个重大的研究领域，世界各国正在如火如荼地开展相关研究，研究不同的干预措施带来的影响，其中一部分研究是在英国的医院进行的。当前的研究成果表明，身体虚弱的人术后恢复不佳，所以术前的最佳状态可以降低并发症的发生风险，促进患者更好地恢复。在术前进行仅四周的康复锻炼就足以改善患者的身体健康状况并影响预后——降低再入院率、改善长期预后、减少并发症。在某些情况下，还能降低死亡率。如果你在手术前阅读到这篇文章，可以和你的外科医生／肿瘤专家谈谈是否可以为你提供预康复计划。

如果他们不能为你提供预康复计划，那么你需要规划自己的运动计划，并付诸行动。虽然很难做到，但也不是不可能。即使手术前只有短短几周的时间，你仍然可以做很多有用的事情。

你能做多少取决于你当前的身体状况和健康水平。少量多次是最好的。运用第六章、第七章和第八章中的指导——监测心率和运动强度来帮助你组织实施。

术前等候期可能会有压力。但是人们常说，专注于一些实际和积极的事情确实有助于减轻压力。

靶向治疗、生物疗法和免疫疗法

新的癌症疗法一直都在研发中，靶向治疗、生物疗法和免疫疗法被视为给特定类型的癌症带来希望的新方法。这些方法并不适用于每个人，并且从某些意义上来说，它们仍处于试验阶段。虽然这些治疗方法差别很大，但都作用于癌细胞的生长和增殖。免疫疗法通过激活患者自身的免疫系统遏制癌细胞增殖。个体差异和治疗类型的不同会带来不同的副作用，包括流感样症状、疲劳和注射部位的疼痛／酸痛。因为有很多不同类型的治疗方式，所以不能明确你会受到怎样的影响。你可以通过和护士或肿瘤医生的交流来了解你的个体化治疗方案和可能发生的副作用。

大肠癌对身心的影响

治疗方式对大肠癌患者的身心影响往往最令人烦恼，并且很难处理。许多时候，你会发现一些患者没有任何大肠癌的症状，是通过筛查发现的癌症，面对突如其来的手术和化疗，他们的感觉会非常糟糕。这对患者而言是一个巨大的打击，甚至让他们感到害怕。

如果患者接受了一种以上的治疗——事实上很多患者都是如此——其可能正在与一系列使人变得虚弱的副作用做斗争。这会使患者连下床都变得困难，更不用考虑锻炼或者积极活动了。

这个时候需要重新思考锻炼的含义，改变对过去常被提到的久坐不动的传统"恢复"观念的看法。

患者的常见反应是搁置自己的生活直到治疗结束，然后再考虑重新恢复运动。试着改变这种方式，尝试在治疗过程中找到让自己动起来的方法，尽管这并不容易。停滞的生活可能意味着几个月甚至一年或更长时间不活动。若能在癌症治疗过程中进行活动，你会感觉好很多，从而能更好地应对副作用，加快康复进程（并有可能提高生存率）。

把体力活动看作同化疗、放疗或手术一样重要的治疗。它可以与三种治疗中的任何一种同时使用，还可以抵消一些副作用，促进康复、改善长期结果。就像多了一种可用的药物。

麦克米伦癌症援助组织的研究发现，许多大肠癌患者在确诊后变得很少活动，这并不令人惊讶。这种情况可能会持续很多年，有些患者即使完全康复，也不会恢复到之前的活动水平。或许你自己也有这种感觉？

癌症的确诊、治疗的副作用和身体变化带来的打击会让患者失去信心并感到恐惧，陷入消极的恶性循环。这也会导致患者长期不活动、生活质量差并且无法充分享受生活（图 2.1）。

如果没有某种形式的干预，如运动、康复锻炼或类似的活动，最终会停留在这个恶性循环中。再次活动起来或开始第一次锻炼是很困难的。除非采取措施打破这个链条，否则这种循环会一直持续下去。

最好的做法就是给予体力活动干预，如康复锻炼或适合癌症患者的健身团体或课程，由有执业资质的专业锻炼人员或肿瘤物理治疗师进行指导。世界各地都有类似的干预方法，包括舞蹈班、足球俱乐部、徒步小组和特定的巡回锻炼小组，所有参与者都大大受益。

不一定必须加入癌症专业康复小组，这类小组很难找到，因此如果你可以在当地参加是非常幸运的。任何一种锻炼小组都是合适的。有有资质的癌症康复指导老师固然是非常理想的，但如果没有，你可以监控自己的锻炼强度并根据需要修改锻炼方案。

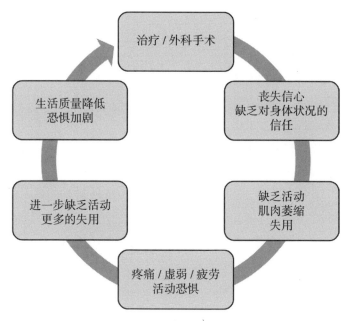

图 2.1 恐惧 – 回避 – 不活动 – 生活质量下降的恶性循环

大多数人只需要消除顾虑并得到一些鼓励，要让他们知道锻炼是安全的，然后学习锻炼指南并系统安排使其达到指南要求。希望这本书能做到这些。

你还需要考虑所有可以让你变得积极的活动并制订自己的干预计划。你喜欢做什么？家人和朋友能帮上什么忙吗？有什么设施或当地的课程？你在家能做什么？邻居的狗喜欢到处溜达吗？

锻炼和大肠癌有什么关系？

这是一个激动人心的时代，运动肿瘤学（研究癌症和锻炼之间的关系）正在飞速发展，在过去的几年里，越来越多强有力的证据表明，锻炼对癌症患者不仅是安全的，还在癌症的治疗和管理中发挥极其重要的作用。

现在证据非常确凿，2018 年澳大利亚临床肿瘤学会（COSA）发表正面声明，呼吁将运动作为所有癌症患者的标准医疗内容。这意味着每个癌症患者都应该积极参与锻炼，参加某种形式的运动班 / 小组，并将其与化疗、手术、放疗和其他治疗相结合。

这项研究仍在进行中，似乎有一些特定的生物学机制可以解释锻炼在癌症期间和癌症治疗后是如何起作用的。

• 锻炼会降低体内激素水平，特别是与癌症发生和疾病进展相关的胰岛素、雌激素和某些生长因子。

- 积极锻炼与减少肥胖和降低超重的影响有关——特别是胰岛素抵抗的产生。这是因为 2 型糖尿病和癌症之间有密切的联系。
- 定期锻炼 (加上健康的饮食、健康的肠道微生物群和充足的睡眠) 可以减少体内炎症的发生。慢性轻度炎症与许多慢性病及癌症有关。
- 中等强度的锻炼可以增强免疫功能，这意味着你可以更好地耐受治疗，持续的治疗会带来更好的疗效。
- 锻炼可以促进消化、减少食物通过肠道的时间 (转运时间) 和与潜在致癌物 (已知致癌物质) 的接触时间，特别是在结肠 / 直肠，从而降低大肠癌转归的风险。更重要的是，一些研究表明，在诊断出大肠癌后积极活动可以降低高达 20%~30% 的复发风险。
- 最后，一些早期的研究表明，锻炼可以协助一些治疗更好地发挥作用，帮助身体战胜癌细胞。

减少副作用

治疗和手术的副作用可能是最难处理的。这听起来不可思议，但在治疗过程中和治疗后进行积极活动是克服某些导致虚弱的副作用的最好方法之一。

正如第一章所说的，你不必感觉"完全好"才开始锻炼。我们常常有一种误解，认为需要百分之百的感觉良好才能够活动。这根本不是真的。即使你感觉很不舒服，也要稍微活动一下，如散步、居家锻炼，即使只是做一些轻柔的伸展运动，也会感觉良好。

保持运动的益处：
- 缓解疲劳。
- 抗失眠，提高睡眠质量。
- 改善心脏健康。
- 防止肌肉萎缩。
- 管理体重——增重或减重。
- 防止骨质流失，提高骨强度。
- 改善食欲。
- 预防便秘。
- 改善心理健康，增强信心。

让我们更详细地了解运动的好处。

疲劳

第五章更详细地介绍了这一点，疲劳影响 70%~80% 的癌症患者，是几乎所有癌症患者报告中最常见和最令人衰弱的副作用。多项研究表明，积极活动是对抗疲劳的最佳方式之一。虽然还不知道确切的原因，但温和的有氧运动似乎是最好的，甚至可以预防疲劳发生。可能的原因是，与久坐不动的人相比，积极活动的人红细胞是增加的。它还能增加内啡肽和其他激素的分泌，让患者感觉自己充满活力。

肌肉力量

所有的癌症治疗都会导致肌肉萎缩。这是癌症和相关治疗的直接影响，也与活动减少、卧床或住院时间以及营养变化有关。众所周知，在医院病床上躺 10 天会导致 10% 的肌纤维流失，或者相当于衰老 10 年。这是手术或治疗后"像小猫一样虚弱"的感觉。你会感觉自己好像失去了所有的肌肉，连正常的日常活动都会感到很困难。你应该很熟悉这种感觉吧。

肌肉萎缩会导致患者平衡障碍，增加跌倒的风险，出现全身虚弱和脆弱感。在我看来，这可能是影响几乎所有癌症患者最重要的问题。不幸的是，长期休息会使肌肉萎缩更严重。这是一个恶性循环。第六章解释了如何打破这个恶性循环。

骨强度

骨强度降低是另一种常见的癌症治疗的不良反应。癌症治疗（化疗、放疗）会导致骨质减少（即骨质疏松症），这会增加在未来数月乃至数年内骨折的风险。

骨强度也与肌肉力量直接相关。不活动会使肌肉力量下降，很可能也会出现骨质疏松。锻炼尤其是抗阻运动，可以预防甚至逆转骨质疏松。

如果你患有骨质疏松症或者属于骨质疏松症的高风险人群，请参阅第三章以获得详细的建议。

运动能降低癌症复发风险吗？

疾病复发是所有大肠癌患者最担心的问题。好消息是，在诊断和治疗之后，通过积极活动和锻炼，也许可以降低大约 30% 的癌症复发风险。

这方面的证据正在迅速增多并且越来越有说服力。大肠癌与锻炼之间的联系已经得到广泛研究，与乳腺癌、前列腺癌或肺癌等癌症相比，锻炼在预防大肠癌及其复发方面的效果最强。目前认为这主要源于锻炼可以改善肠道的转运时间。尽管现在的证据还不足以证明它，但我想不出还有什么更好的方法来激励你锻炼。

虽然关于进行多少锻炼才能降低风险这个问题目前还没有达成一致，但大多数研究都认为每周至少应达到 150 分钟的体力活动。因此，应该至少每天进行 20 分钟或者每周进行 5 天每天 30 分钟的锻炼。

锻炼似乎存在剂量效应。锻炼得越多，癌症复发的风险就越低。做总比什么都不做好，所以行动起来，不要担心做了多少。

信息已经很明确。尽你所能地去锻炼，以降低癌症复发的风险，以及其他慢性病如糖尿病、心脏病和中风的发病风险。

要点

- 你不一定要感觉"很好"才能锻炼。实际上进行一些活动可能会让你感觉更好，可以给你增添更多的活力。
- 你不必"热爱"锻炼，但请想一想锻炼带来的效果。锻炼能给你带来什么？给你什么感觉？可以让你避免什么？
- 不要在治疗结束之前让生活停滞不前。治疗可能会持续数月甚至数年。相反，在治疗期间、手术或化疗周期之间的空隙中，尽量保持积极的活动，把它看作是另一种形式的康复锻炼或治疗。
- 锻炼是减轻癌症治疗许多副作用的最好方法之一，尤其是在消除疲劳方面。少量多次是最好的，即使是绕着街区走 10 分钟也会有很大的不同。
- 骨质疏松和肌肉萎缩都是常见的副作用，它们会让你感到虚弱和脆弱。居家抗阻运动可以减少与治疗相关的肌肉损耗，而且简单易行。
- 列出所有锻炼给你带来的益处以及你在锻炼中的收获。你在锻炼后有什么感觉？几乎每个人都说，他们只是因为进行了一些锻炼和活动而"感觉更好"，或者感觉自己在做一些积极的事情。
- 合适的锻炼强度是需要技巧的。你需要足够积极才能获得锻炼带来的好处，但不要做得太多，那样会使你筋疲力尽，感觉更糟。
- 当你感觉糟糕/疲惫/不舒服时，知道保持锻炼的重要性可能不足以激励你。你需要深入挖掘并寻找策略和朋友的帮助。你可能需要督促自己开始行动，一旦你做了，就会感觉好多了。

第二部分
保持安全

第三章
注意事项与适应性

本章讲述的是癌症治疗期间与治疗后锻炼的基本指导原则、注意事项和安全措施。尤其关注以下话题：腹部术后人群是否可以进行锻炼，有淋巴水肿、PICC（经外周静脉穿刺的中心静脉导管）/输液管路、外周神经病变、骨转移和其他并发症等情况应如何锻炼。

除了这些指导原则之外，还可以通过自己探索、与医生沟通、与其他病友交流和关注自己身体的反馈信号等方式制订适合自己的锻炼计划。在实际的临床诊疗中，每个人的情况都有所不同，患者需要做出自己的决定、权衡相应的利弊，因为每个人的生活方式是非常个性化的。

无论如何要记住，对癌症患者而言，锻炼很少有严格的限制和约束，人们会发现他们能做的远比想象的要多得多。对于某些锻炼的动作、强度、持续时间和重量，可能需要进行适应性调整，但是锻炼所带来的益处远胜于任何潜在风险和可能的损伤。

总之：

- 接受化疗时，可以锻炼。
- 有造口时，可以锻炼（详见第四章）。
- 接受放疗时，可以锻炼。
- 肠道手术后，可以恢复正常活动。
- 锻炼有助于更快地康复。

锻炼是安全的吗？

谈到锻炼的安全性，我们有一些针对其复杂情况、副作用和症状的基本指导原则。例如，我推荐麦克米伦癌症援助组织发表的《体力活动与癌症》[1]进行参考。但是，只在极少数情况下建议一点也不锻炼，而且在很大程度上，身体也会告诉你这种情况。可以通过心率监测运动强度（详见第六章），根据疲劳指数得出一些反馈和指导（详见第五章）。

要分清是疾病本身的症状还是治疗的副作用是很难的。一般来说，轻微且温和的活动及体力活动很少有禁忌，即使有很复杂的症状和多种疾病，也可以进行。

如果还有所疑虑的话，那就记住第一章阐述的锻炼、活动和体力活动之间的差异。相比于会使心率加快、呼吸困难的高强度锻炼（如跑步或骑自行车），轻微活动一下、散步或者在家进行一些锻炼是截然不同的。

几乎很少有轻微的锻炼带来损伤的情况。但是，仍然需要多适应几次或者调整运动强度、运动量以及期望值，尤其是那些诊断为癌症前锻炼比较积极的人群。

当我们思考"锻炼是否安全"时，不要总觉得答案非黑即白。现实中也存在可以进行轻微活动的灰色地带，对于大部分人来说，散步和居家活动都是比较合适的选择，即使他们的身体状况很差或者处于疾病晚期。

无论如何，需要关注以下一些常见的安全注意事项。

如果有以下情况，请在正式运动之前咨询医生：
• 低血细胞计数 / 免疫力受损
• 新发 / 不明原因的胸痛、下颌痛或手臂痛
• 呕吐 / 腹泻
• 发热或（全身）系统性感染
• 不明原因 / 阵发性肌肉无力
• 不规律或不明原因的低或高心率
• 近期出现晕厥或头晕
• 任何原因引起的出血，特别是新发或不明原因的

如果有以下情况，请降低运动强度、减少运动量或改变运动方式，并咨询医生：
• 放疗后出现严重皮肤反应
• 近期出现骨骼、背部或颈部疼痛
• 持续、新发或不明原因的头痛
• 近期关节痛或关节 / 四肢肿胀

常见问题解答

腹部手术后能进行抬举类的活动吗？

一般而言，术后还是建议"避免负重抬举"。一些临床医生建议术后六周内抬举"不超过一个水壶的重量"。然而，尽管不牵拉腹部伤口十分重要，但笼统地"禁止"抬举可能会限制做某些事情，并让人产生恐惧心理。要是有小孩想

要你抱他怎么办？又或者是你一个人住，得自己做饭怎么办？"禁止抬举"这种说法不切实际，也没有必要。

取而代之的是，我想让你们去思考如何安全地抬举。如何抬举远比抬举什么更重要。相较于轻而易举地抬举，不恰当地抬举和移动重物会带来较大的负荷。如何利用身体、核心肌群是否很好地工作、如何根据重物调整自己的姿势都是非常重要的需要考虑的因素。

抬举可以有很多不同的方式，可以使用正确的技巧减少核心肌群的负荷。例如，拎一壶水泡茶。想一想如何在不给腹部造成不必要压力的情况下完成这项活动。可以采取以下步骤和技巧：

- 让水壶尽可能地靠近身体（水壶放在橱柜台距离自己较近的位置），用胳膊来完成这件事。
- 水壶中仅需放少量的水——如一杯茶的量就可以。
- 抬举之前收紧腹部和盆底肌——只是为了创造一点支撑和稳定（详见第七章）。
- 另一只手给予一些支撑（放在橱柜台面上）。
- 调整抬举动作时的呼吸——在抬举过程中呼气。

了解了这些技巧，就可以用这种方式抬举任何物体。在举起时呼气可以减少腹部的压力。记住，将你要抬举的物体靠近身体并用胳膊和腿的力量把它举起来。

研究表明，相比于从桌上拿起 9 千克的重物，以错误的方式从椅子上站起来（屏住呼吸，上臂支撑、用手臂推起）会给腹部带来更大的压力。"腹内压"的概念通常在术后开始引起注意，尤其是有造口时。关于这方面的更多信息请参阅第四章。

因此，尽管我不建议你在术后前几周外出、躺在露台上或提很重的换洗衣服，但是提小物体、开始循序渐进的每天活动，如拎小的购物袋，是安全的。记住上面的提示。

越是强化核心肌群（详见第七章），越能够感觉到它的强壮，并且能更安全有效地抬举。

贫血可以运动吗？

贫血在癌症患者中很常见，特别是在接受化疗的情况下。贫血是因为身体内没有足够的红细胞。身体内的红细胞是给组织供氧的，当红细胞数量低下时，会让人感到疲劳、呼吸困难、头晕及头痛。一般，几乎所有接受化疗的癌症患者都有贫血，很多患者甚至会出现严重的贫血。医生会监测患者的血常规，如果有贫血，医生会对症治疗。

锻炼的强度在很大程度上取决于个人感受和贫血的严重程度。事实证明，锻炼可以改善贫血，因为定期的有氧运动可以提高红细胞数量，改善红细胞的携氧功能。但就像做其他任何事情一样，需要掌握平衡。如果是轻/中度贫血，应该可以安全地进行中/低强度的锻炼（强度等级在5~6级，或最大心率的70%~75%——详见第六章）。每天快走20~30分钟是非常理想的选择。

根据自己的感受调整运动强度和锻炼时间。如果进行少量的锻炼就会感到不舒服，那么下次就要减少锻炼量或强度。如果感觉还好，监测好自己的恢复情况并逐渐增加锻炼量。如果贫血和其他症状都非常严重，需要咨询医生以确认是否适合锻炼。严重贫血者在贫血没有治疗好之前，最好不要锻炼。

免疫力低下（免疫抑制）是否可以锻炼？

癌症治疗会损害白细胞计数，损害免疫系统，从而使人更容易受到感染。当白细胞计数较低时（医生会监测你的血液状况，如果有问题的话他会告诉你），感染风险就会增加。温和的锻炼（轻微的活动）依然是很重要的，但是要避开病患群体、公共场所、健身房、游泳池等，避免进行高强度锻炼。

避免与其他人接触，确保使用干净的设备。锻炼过程中不要和外人有身体上的接触，家庭锻炼视频很有用，或者只是和（健康的）朋友出去散步或健身跑。

这种限制条件很有挑战，特别是以往经常去健身房、游泳馆或上健身课程的人群，限制接触会切断其与锻炼伙伴的关系。好好挖掘自己的"成长型心态"（详见第五章），寻找短期的替代方案，直到免疫系统恢复正常为止。记住这只是暂时的状态。

淋巴水肿：什么运动是安全的？我应该避免做什么？

淋巴水肿是一种肢体性水肿，虽然在大肠癌患者中很少见，但也可能会发生在患者的一条或两条腿上。这种水肿是由淋巴系统的阻断导致淋巴液堆积造成的；也可能是由淋巴结的切除或接受放疗造成的。

一般来说，锻炼能够帮助疏通全身淋巴。即使患有淋巴水肿，保持正确的锻炼与运动也是很重要的。一些研究表明，术后不久开始锻炼可以减少患淋巴水肿的风险。如果已患有淋巴水肿，规律的锻炼可以减轻淋巴水肿的症状。

以下是需要注意的事项：

- 各种类型的温和活动，如四肢摆动与踝泵运动，都有助于淋巴液的流动，并减轻症状。
- 如果出现单腿或双腿水肿，试着多活动它们，尽量不要保护性制动或限制它们的活动。
- 保持活动：步行、骑自行车和日常活动都是比较理想的方式。
- 游泳与待在水里对于任何淋巴水肿的人来说都是一种非常好的锻炼方式。水压有助于"按摩"淋巴系统，减少局部压力与水肿。
- 从小幅度和渐进式的方式进行抗阻练习。微微下蹲或蹲坐在椅子上都是比较理想的。
- 如果护士或护理团队有要求，可以在腿上套上弹力袜。
- 如果去树林或花园，千万要小心，万一皮肤被荆棘划伤，会增加肢体的感染风险。

以下是给那些比较活跃的患者的建议：

如果想变得更有活力/回归健身房等，以下是需要牢记的：

- 美国运动医学会建议，如果肢体有淋巴水肿，应避免做任何会造成水肿加重的静力性（肌肉等长收缩）运动。静力性运动是指维持在一个位置不动的运动，如靠墙蹲、平板支撑、四点跪位（双手和双膝支撑身体）或拿重物维持在一个位置不动。
- 会给肢体增加压力的运动和需要非常用力的运动（让身体有紧绷感的运动）都应该避免。
- 尽管轻微的负重锻炼是可以的，但美国运动医学会建议，不要做高负荷重复运动——举重物或举重物的重复运动（负重深蹲、腿部推举等）。
- 如果腿部有淋巴水肿，宁可做深蹲或弓箭步这些能够移动身体的运动，也不要做维持静态姿势的运动。

每个人受影响的程度都不同，你能做的是监测肢体是否有任何改变。如果担心的话，可以和护士或肿瘤团队谈谈。

有骨转移 / 骨质疏松症可以安全地锻炼吗?

可以,但要注意以下事项:

通常诊断出有骨转移的患者(癌症转移到了骨骼)、有骨质疏松症 / 骨量严重丢失或骨髓瘤的患者骨折风险会更高。然而,这并不意味着不要锻炼或完全避免体力活动。事实恰恰相反,运动对维持肌肉与骨骼的强健是很重要的,所以不要惧怕运动。

当然,这意味着需要对一些锻炼计划和方式做出合适的调整。麦克米伦癌症援助组织在 2018 年出版了一份题为《骨转移疾病的体力活动》[2] 的专业运动指导手册,为运动专家提供了一些指导与建议。这个可以在麦克米伦网站上获得。

以下是该手册指导原则的总结:

- 应该选择冲击力较小的锻炼(避免跳跃、单腿跳、跑步、落地等运动),并结合有氧运动和抗阻锻炼(负重与非负重)。
- 所选锻炼不能导致骨转移周围区域产生疼痛。
- 在继续锻炼之前,必须检查是否产生了新的症状。
- 避免在骨骼脆弱区域造成躯干快速旋转或产生剪切力的锻炼,因此,要避免快速扭转或旋转,特别是负重 / 提拿重物时。

需要明确的是,体育锻炼对于有骨转移 / 骨折风险的人来说有很多益处。他们应该在自己力所能及的范围内尽可能运动起来。保持骨骼与肌肉的强健是很重要的;这会降低他们的跌倒风险以及潜在的骨折风险。

可以考虑以下运动:

- 在家或健身房做一些抗阻运动,可以利用重物、弹力带或自身的重量进行练习,这些练习可以重复多次进行。
- 进行屈肘、深蹲、坐–站、弓箭步或坐姿弹力带坐姿锻炼这一类运动是比较理想的。每个动作重复 8~12 次,练习 2~3 组。这些运动不太复杂,在家就能轻松完成。随着时间的推移,你逐渐变得强壮,负荷 / 重量 / 阻力也可以随之调整。运动的时候,要保持动作缓慢、稳定和流畅,避免快速和剧烈活动。
- 避免"高冲击力"的运动,如跳跃、跑步和单腿跳。
- 有一些运动涉及快速旋转或高速扭转,如高尔夫或瑜伽里的快速扭转,要根据癌症的发展阶段、骨转移的位置、是否存在疼痛或骨折等进行调整或避免进行这些运动。把你的情况告诉医生并且根据自己的情况做出合适的选择。

- 避免任何会引起骨转移区域疼痛的运动。

总而言之，如果你有骨转移、骨质疏松症或骨折风险，锻炼（特别是抗阻运动）是非常重要的。但不幸的是，我接触过的大部分患者之前从未被给过以上建议。医生常给他们开药，但是很少给出关于如何强化骨骼的建议。请向专家、运动教练、癌症指导老师或物理治疗师寻求建议，并尽可能保持强壮的体质。

手臂上有 PICC，能锻炼吗？

PICC 是一根经手臂进入身体的导管，通过它将药物或液体输送到身体里。这种导管很方便，它可以在身体里放置数月，避免了频繁的外周静脉穿刺。导管会被放置在身体里面并进行缝合固定，所以大部分情况下是安全的，不大可能滑脱。当然，确保这根导管不移位是首要的，注意不要拉扯导管，同时要保持清洁与干燥，防止感染，可以用袖子遮住，从而起到保护作用。

那么，带有 PICC 时可以锻炼吗？

这是个有趣的问题，没有具体的指导方针，每个案例都有所不同，所以你需要跟医生沟通你的个人情况。很多带有 PICC 的患者仍然可以进行大部分的运动，他们依然可以像以前那样跑步、负重锻炼、游泳。

散步、慢跑或涉及下半身的锻炼，即使是负重锻炼、下蹲、弓箭步、用上身轻负重都是可以的。如果能找到防水的覆盖物覆盖 PICC，避免进水或任何感染，游泳也是没问题的。

通常认为，对于任何带有 PICC 的人来说，不涉及太多重复上半身活动的中等强度的锻炼都是非常安全的。

事实上，即使不运动也要尽可能保持手臂活动。如果不活动手臂或久坐不动，会有发生血栓的风险。散步、慢跑或骑自行车都是很好的锻炼方式。安全的上半身运动，如用哑铃或用弹力带做肱二头肌屈曲、肩关节坐推及划船样的锻炼都是很好的。每个动作都可以在轻度抗阻与缓慢控制的情况下重复 8~12 次。对许多有 PICC 但没有任何运动限制的人来说，高负荷举重与上半身运动都没有问题。

当然，如果有任何感染的迹象、肿胀或 PICC 部位有疼痛，应该尽快去看医生。

有PORT（植入式静脉输液港）可以锻炼吗？

与PICC不同，PORT是插入胸部的中央导管。它常用于直接将药物、化疗药物、液体或营养液输送到体内。PORT贮液器完全密封在皮下，它可以放置数月甚至数年。它不需要覆盖，患者可以很容易地进行日常活动，也不必像PICC一样做防水才可以游泳。

就锻炼而言，一旦伤口愈合后就不应该再有任何的限制。负重上举、游泳、骑自行车及正常体力活动，如打高尔夫通常都是很安全的。如果进行的运动有坠马或撞击胸部的风险，如拳击或接触型运动——像橄榄球、传统武术等，请向医生或PORT安置人员进行具体咨询，讨论相关事宜。

患有外周神经病变/平衡功能差，我应该怎么做？

"化疗引起的外周神经病变（CIPN）"是常见的癌症治疗神经系统副作用。其作用机制尚未完全明确，可能是一些化疗药物会对脚、脚趾、手及手指的神经造成损害。这些神经损害可导致麻木或感觉减退、疼痛、灼烧感或刺痛感。如果脚有周围神经病变，会损害平衡功能或足部抓地的能力，增加跌倒的风险。该领域的研究仍在进行中，目前尚无实证表明锻炼确实能改善或减少CIPN症状，但坚持活动可以预防机体状态下降，有些患者的确发现运动后的CIPN症状有所改善。

无论如何，对于整体健康和癌症生存预后、预防肌肉退化和更长远的平衡/协调问题而言，找到合适的运动方式十分重要。

如果你觉得可能会跌倒或失去控制，一定要确保自身安全，可以寻求其他适合你目前平衡与控制能力的锻炼项目或计划。如果你步行困难，运动单车或游泳都是不错的锻炼方式。特定的上半身和下半身肌肉力量练习很容易就能在家用哑铃或弹力带完成，这对保持肌肉的功能状态很重要。

如果双脚均受CIPN的影响，可以尝试一些简单的锻炼，如提踵运动或抓住支撑物下蹲，简单的移动如坐位腿拉伸、踝关节环转，均可维持双脚活动与下半身的力量。

有造口可以锻炼吗？

一些大肠癌患者有临时性造口或永久性造口，关于锻炼信息详见第四章。

重点：

- 令人惊讶的是，癌症患者很少有体力活动的绝对限制。每一个患者都是不同的，反应的方式不同，态度也不同。没有"放之四海而皆准"的方法或规则。
- 记住，通常来说体力活动带来的益处远胜于它带来的任何风险或潜在损害。
- 与此同时，针对一些特殊情况的准则有：结合自身情况，始终坚持从护理团队/医生那里获取指导建议。
- 关注范围要大，不要忽视心理健康。积极主动的参与，对我们的心理健康与压力管理非常重要。要结合自身情况权衡是否积极参与并承受潜在风险。
- 你可能需要调整一些活动，但大体上可以安全地做自己想做的事。最了解自己身体的是你本人。
- 记住第一章阐述的"锻炼""体力活动"和"活动"之间的细微差异。"活动"和"体力活动"很少有不安全的情况。散步、居家活动等，即使有时候感到不适，但都是很安全并且很有帮助的。
- 然而，特定的运动（去健身房、跑步、体育运动）可能需要不同的方式。在治疗期间或术后，你可能需要调整以往高强度的运动或具体的锻炼方式。关注身体的反馈并学会变通。学会调整、适应以及创新的技能。
- 不要去想不能做什么，而应该去想能做什么。遇到挑战与阻碍，想办法寻找解决方案/不同的解决方法。
- 不要害怕。即使最坏的情况发生又能怎样？
- 最后，记住任何事情都有可能发生，但做总比不做好。

第四章
带着造口生活和锻炼

做过造口手术的人最常问的问题之一是"我还可以锻炼吗？"，答案是："完全可以，你可以锻炼！"更确切地说："完全可以，你应该锻炼！"

做过造口手术的人的其他常见问题有"哪些锻炼是安全的？""我可以做什么类型的腹部锻炼？""我怎样做才可以避免疝气？"。

这些问题以及更多相关性问题是本章的主题，这也是我特别感兴趣的领域。我非常热衷于帮助有造口的人变得积极起来并去克服更多的困难和挑战。

什么是造口？

"造口"这个词的字面意思是人造的开口。结直肠手术时经常需要造口。造口可以帮助肠道在手术后愈合；此外，当整个结肠或直肠被切除后，造口就是必需的。这种造口是通过在腹壁上开一个洞，将肠道的一部分连接到腹部表面形成的。造口位于腹部表面，患者需要在开口处戴上一个被称为造口袋的装置来收集从肠道排出来的废物。

注：如果你有造口，我建议你报名参加 ConvaTec 公司的"me+"患者支持计划。me+recovery 是由我编写和开发的一个专业造口康复计划，与 ConvaTec 公司中的许多其他优质资源一起免费提供。

大肠癌患者常见的造口手术主要有三种：结肠造口术、回肠造口术、尿道造口术。他们之间有什么区别？

- 结肠造口术是用大肠或结肠形成造口。结肠造口通常在腹部的左侧（也有例外）。从结肠造口排出的废物一般完全成形，类似正常的粪便。由于患者可以进行结肠造口灌洗（用水冲洗肠道，可以在家完成），这提供了更多的自由，同时意味着没有必要全天都戴着造口袋。你可以咨询造口护士这对你是否可行。结肠造口灌洗的患者也经常说，这大大提高了他们的生活质量。

- 回肠造口术有点不同。回肠造口由小肠末端的回肠尾端构造而成。回肠造口通常在腹部的右侧，回肠造口排出的废物多呈液态，可能类似于非常稀疏的粪便或腹泻。这意味着体液流失较多，脱水的风险也较大，所以那些回肠造口术后运动活跃的人需要饮用较多的液体和电解质饮料。造口袋会经常充满，每天需要清空很多次。

- 有的患者可能也需要切除膀胱——尿道造口术，这种情况下需要用集尿袋收集尿液。由于这种手术在大肠癌患者中比较罕见（但它确实会发生），所以本章的重点是肠造口。

有的患者在肠道手术结束后到愈合的短时间内会有一个造口，这种造口是可逆转的。一旦肠道愈合（通常在化疗结束后），肠道会被重新连接。

有的患者，特别是那些在降结肠或直肠有肿瘤的患者，需要永久保留造口。没有人知道确切的患者数字，但据估计，英国任何时候都有大约45万人带有造口，而且造口在大肠癌患者中正变得越来越普遍。

如果你正在等着做这样的手术，可能会感到很不安。医生可能建议暂时造口，也可能告知你你的造口是永久性的。在这一点上，我可以告诉你的是，造口并不像想象的那么糟糕。我之所以这样告诉你，是因为我自己就有一个造口。我现在跑马拉松和超长跑，过着完全正常的生活（详见"我的故事"）。

当然，适应是需要时间的，但是一旦适应了，你的生活就没有任何的限制。你可以工作、锻炼、进行性生活、游泳、旅游、正常饮食……进行任何你想要的活动或工作。有很多有造口的运动员：登山运动员、世界铁人三项冠军、自行车运动员、马拉松运动员和健美运动员，他们朝气蓬勃、充分享受生活。也有很多人从事积极的工作：植物医生、潜水员、警察、消防员、医生、护士。也有很多人只喜欢像遛狗、普拉提、慢跑、跳舞这样的活动。他们都发现有造口并不像他们最初想象的那么糟糕。

造口不一定会限制你的生活，并且只要你拥有合适的产品和造口袋，应该没有任何问题。除非你告诉别人，否则没有人会知道你有造口。造口袋非常隐蔽，不影响你穿任何喜欢的衣服，包括泳装和运动装。

与造口相关的问题有哪些?

不幸的是,我们从研究中得知,绝大多数接受结直肠癌造口手术的患者活动比术前少。90% 有造口的人报告,没有进行足够的活动来保持健康(每周 150 分钟的中等强度运动)。许多人再也不活动了。他们的造口和癌症治疗似乎成了一个永久的障碍(待发表的研究)。

这是一个很大的问题,原因很多。缺乏活动对总体健康的负面影响以及其他慢性疾病(糖尿病、心脏病等)的风险是显著的。另一方面,也会因不活动而错失很多好处。正如我在前三章中所提到的,锻炼确实是另一种治疗方式——它帮助你感觉更好、恢复更快、更适应你的造口、改善你的身体形象以及提高你的心理健康和生活质量。锻炼是一个非常重要的工具。

请不要让你的造口阻止你的活动。有造口的生活在很大程度上取决于是否采取正确的心态,这可能并不总是那么容易,但要保持客观判断力,找到解决问题的方法并且采取一种"能做"的态度,这对你如何应对和适应是具有变革性的。

但关于造口手术后的锻炼信息如此之少,所以人们害怕和缺乏活动也就不足为奇了。外科医生、其他科室的医生和护士经常报告说,他们不知道如何针对造口手术后康复或锻炼进行健康宣教。患者常常缺乏信息、指导或支持。

有造口的人经常报告说有很多问题阻碍了他们的活动。常见的有:

- 其他健康问题——关节炎、慢性阻塞性肺疾病等。
- 缺乏时间。
- 家庭 / 工作上的投入。
- 疼痛。
- 缺乏指导,不知道该做什么。
- 没有得到建议。

但以上问题适用于任何人,无论他们是否有造口。特定的与 "造口相关" 的障碍似乎是:

- 担心出现造口旁疝或对诊断为造口旁疝感到恐惧。
- 脱水:导致疲劳 / 虚弱 / 嗜睡。
- 造口袋出现渗漏或者担心造口袋出现渗漏。

现在我将更详细地讨论每一个问题。

什么是造口旁疝？

造口旁疝是指额外的肠管穿过造口周围的腹壁，并位于腹部皮肤下方（图4.1）。如果仔细思考一下，从某种意义上来说，造口本身就是一个"疝气"，因为肠的一部分已经穿过了腹壁。作为患者，我们所要做的就是尽量减少额外的肠管通过造口的风险，并尽量减少造口变大的风险。

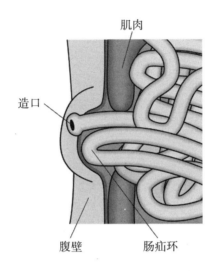

肌肉

造口

腹壁　　　肠疝环

图 4.1　造口旁疝：由额外的肠管从邻近腹壁突出形成

害怕患上造口旁疝，是造口患者最常提到的担忧之一。这是一个实实在在的问题，没有人知道确切的后果，但据估计，有 50%~70% 的造口患者会在造口周围发展出疝气[1]。

造口旁疝的问题在于它可能导致造口袋的固定问题，增加渗漏的风险；严重的是，它会导致肠梗阻和肠扭转；较大可见疝患者可能会有不适感和身体形象问题。

这种对患疝气的"恐惧"似乎阻碍了他们生活、抬东西、锻炼和活动。对于疝气患者来说，对病情恶化的恐惧会使人像瘫痪一样，导致他们养成非常不积极和久坐不动的生活方式。而发生灾难性"造口旁疝"的倾向也会使患者产生恐惧。

我们从研究中得知，大多数疝气患者没有报告任何问题和副作用。他们说，尽管他们知道或者怀疑自己有疝气，但这不是问题。

所以也许疝气并不总是我们认为的大问题。当然，有些疝气确实限制了我们的活动，让我们感到不舒服和难以应对，这些疝气可能需要手术干预。但对于许多人来说，最好把这种担忧抛到脑后，继续正常生活。

预防造口旁疝的研究正在进行中，目前还没有人确切地知道应该如何预防。有许多研究着眼于不同的变量和可能的解决方案，如手术或非手术患者的干预措施。答案可能是它需要一种以患者为中心的整体方案，并结合外科手术。任何事情都没有简单的解决方案。

从锻炼的角度来看，我们需要考虑两件事情。一是作为一名患者，怎么做才能降低患疝气的风险；二是如果已经患有疝气，能做什么。

如何降低造口旁疝的风险

英国造口护理护士协会（Association of Stoma Care Nurses，ASCN）报告[2]，有许多危险因素可能会增加患疝气的风险，包括一系列的手术风险、医疗风险和与生活方式相关的风险因素。

有些事情你无能为力，例如：

- 手术技术／手术次数／手术类型。
- 进行造口手术的医疗条件。
- 其他可能增加风险的药物（如类固醇）。
- 其他疾病，如糖尿病、慢性阻塞性肺疾病和哮喘。
- 急诊手术。
- 年龄：年龄越大，风险越高。

还有一些你可以改变的生活方式变量会使风险增加：

- 超重或腹围过大（特别是超过 100 厘米）。
- 吸烟：吸烟者患疝气的可能性是正常人的 4 倍。
- 慢性阻塞性肺疾病或哮喘引起的不受控制的咳嗽。
- 腹肌无力。
- 整体身体状况不佳和不适。
- 缺乏抬起重物的技巧，从而使造口部位产生过度的紧张和压力。

具有讽刺意味的是，体力活动常常被认为会造成损害和损伤，增加患疝气的风险；而事实恰恰相反，保持健康并尽可能地强壮有可能降低患疝气的风险。

要降低患疝气的风险，请遵循以下基本准则：

- 控制体重，尽可能瘦一些。

- 保持腹围在 100 厘米以下。
- 避免吸烟，如果你吸烟，则应首先戒烟。
- 一定要治好咳嗽并且控制好哮喘。
- 手术后遵循"恢复核心肌群"（详见第七章）锻炼计划，或者在未来的任何时候开始。
- 继续加强所有的核心肌群，包括盆底、腹壁和背部肌群，并在以后也坚持这样做（详见第八章）。
- 学习如何用正确的技巧抬起重物（详见第三章），如保持物品靠近你的身体；并考虑如何抬起和移动笨重的物品，如抬起重物时呼气。
- 保持四肢强壮，这样它们就能在你抬起和移动重物的时候完成工作。
- 练习特定的呼吸–运动方式（第七章），并在进行核心肌群和身体素质运动时，始终保持有意识的呼吸——所以膈肌是核心肌群锻炼的一部分。
- 如果你去健身房或做其他体力活动，首先需要通过一个温和的恢复计划加强核心肌群，建立运动基础，然后慢慢恢复日常活动。

腹内压的重要性

调节腹内压对于降低患疝气的风险至关重要。学习如何以一种不会使腹内压过高的方式移动和抬起物品。

- 呼吸——用力呼气和不憋气都是需要记住的有用事项。
- 避免涉及支撑、静态的维持重物以及推拉重物或笨重物品的运动（与生活方式或运动相关）。

如果你感到腹部"隆起"（有压力感或看到腹部渐渐鼓起），就已经产生了过多的腹内压。这时应停止你正在进行的运动或活动，并进行修改或调整以减少压力。你的姿势、呼吸和身体相对于你抬起物品的位置都会影响腹内压。

起支撑作用的辅具服对疝气有帮助吗？

一些造口护士和外科医生建议有造口的人穿起支撑作用的辅具服，如腰带、支撑裤 / 背心或宽的造口带（有时也称为"疝气带"）。

这些衣服可能有助于支持手术后的腹肌，然而，关于穿上一件起支撑作用的辅具服是否会降低患疝气风险的证据尚无定论。目前，我们还不能说穿上它就有助于预防疝气。

但是，穿上起支撑作用的辅具服对于支撑造口袋、保持舒适以及衣服下身体的光滑线条有帮助，并且可以提高患者的生活质量和信心。不过，支撑服替代不了功能强大的核心肌群，因此，你不能依靠它来预防疝气。

你需要加强你的"内部支撑服"——即你的核心肌群，包括盆底肌，来改善整个骨盆区域的功能，并使你的核心肌群协同工作。患者应考虑从内部强化。

如果你已经患有疝气，那么你可能会觉得你需要穿某些特定类型的衣服、裤子或腰带来提供一些支持和保持舒适，可以咨询造口护士什么是适合你的。

如果我已经患有疝气，还可以锻炼吗？

这个问题的答案是："是的，你可以锻炼！"和"是的，你必须锻炼！"。疝气只存在于你身体的一部分，你身体的其他部分仍然需要锻炼，保持活动、健康和强壮。很有可能保持体重（或减肥）和维持核心肌群功能可以防止你的疝气变大或出现症状。

然而，我们知道，那些已经患有疝气的人会对运动可能造成疝气恶化的情况感到焦虑和紧张。我们从研究中得知，人们通常认为疝气很难处理，会降低他们的生活质量。我们也知道这些人会变得非常不积极——害怕锻炼和移动。

遵循与"如何降低造口旁疝的风险"相同的基本原则（第33页）并特别注意腹内压——修正可能导致腹内压过大的活动和锻炼。

先进行第七章中的恢复核心肌群的锻炼是最合适的，然后再进行第八章的锻炼。如果你有担忧，请先咨询你的外科医生（或一个好的物理治疗师）。

然而，如果你已经患有疝气，明智的做法是避免进行面部朝下（俯卧位）的运动，尤其是"支撑"运动，如俯卧撑、平板支撑、所有四点支撑的体位和翻滚，这些运动会产生向下的压力并压迫疝气。

相反，要坚持做背面躺着（仰卧位）的运动，并注意"腹部隆起"的感觉或者造口周围的压力。如果你感受到隆起或压力，应停止活动/运动/姿势并进行调整和修正，以减轻压力。

对于涉及生活方式的活动，要注意拉、推和抬东西的方法，尤其是在进行的过程中必须"支撑"或扭转时，如推/拉一台强力或重型的吸尘器或者在拐角处操纵一台割草机。保持物品靠近身体，尽量不要让重物远离身体，并配合呼吸（举起时呼气），用胳膊和腿的力量来移动物体而不是通过核心发力。

除此以外，试着有信心地去正常地运动。散步、慢跑、骑自行车和游泳都是很好的运动方式，也可以进行跳舞、打太极拳或你喜欢的其他任何运动。

脱水

保持活跃的一个常见障碍是人们发现自己没有足够的能量并且感到昏昏欲睡。如果你正在接受癌症治疗，可能很难从中理清这是副作用还是症状的影响，因此请告诉你的护理团队或医生，他们会进行分析。尽可能消除疲劳的潜在因素（如贫血）并进行你控制范围内的事情是有意义的。

做了回肠造口术的患者，脱水是很常见的现象（结肠造口术少见）。如果再加上化疗、恶心、呕吐和食欲不振／饮水困难，就很容易成为一个大问题，甚至会让你再次住院。脱水在第九章中有更详细的介绍，具体信息请参考第九章。

不过，这里也值得再做一个简短的总结。轻度慢性脱水的症状包括疲劳、昏昏欲睡和感觉"无力"——如果你有这种感觉，不要仅仅认为这是正常现象或是造口的影响。

你不应该接受疲劳和昏昏欲睡的感觉。良好的补水是可以立即发挥作用的"快速修复"方法之一。看看你在增加了液体摄入量以及饮用更多电解质饮料后感觉如何。脱水（和相关疲劳）不应该成为你运动的障碍。

最后一个值得重复的重要提示：如果你做了回肠造口术，不要只喝白开水。摄入的液体需要多样化（茶、咖啡、果汁、含苏打水的果汁、牛奶和水），尤其重要的是要每天补充电解质饮料——它有合适的盐和葡萄糖。

大量饮用白开水会稀释体内的电解质，造成一种被称为"低钠血症"的状况，所以要尽量减少白开水的摄入量。避免含糖的运动饮料（如葡萄适），代之以Dioralyte或SOS补水补盐冲剂，或者自己在含苏打水的果汁中加入少量盐。每天喝这种饮品，以防止脱水。

如果疲劳持续或特别难以处理，请与你的护理团队联系。

渗漏／对渗漏的恐惧

最后，我将谈谈第三个常见障碍。造口袋渗漏是许多人真正关心的问题，患者害怕渗漏会阻碍他们像以前一样外出、参加活动和享受生活。

渗漏的主题超出了本书的范围，但我要说的是，渗漏不是不可避免的或可接受的。现在有成百上千种不同类型的造口袋、产品和应用方法，任何问题都会有解决方案。不要忍受渗漏的发生，也不要把渗漏当作常态。向你的造口护士咨询以寻求建议，或致电造口袋制造商，要求提供样品尝试。幸运的是，制造商正在不断开发和改进新产品，所以要不断尝试，直到找到适合你的。

也许你没有遭受经常性的渗漏，但你担心在运动、流汗或者游泳时会发生这种情况。有许多技巧和窍门可以帮助你建立自信。如果你想尝试去游泳但又不自信，请先用家里的浴缸测试一下造口袋的附着力。检查一下水里的造口袋，看看有多安全。你的担心是很自然的，但是造口袋确实能防水密封，即使浸在水里很多个小时也可以保持良好的状态。下一步可能是人少的时候在当地的游泳池里游泳 10 分钟。这一切都是为了建立你对造口袋和身体系统的信心。

带着造口运动和活动

这里将更详细地介绍具体的运动和活动，针对的是那些活跃的或想要重返 / 从事特定运动并且有造口的人。一般来说，当你有造口时，能做的事情是没有限制的，但刚开始重返运动和活动时，可能会有一些注意事项。这并不像通常建议的"慢慢积累"那么简单。

你需要从零开始，想象你再次成为一个初学者并降低你的期望。根据经验，在起始时把你的运动量 / 强度和持续时间减少一半（相对于你以前做过的），如果你长时间不舒服的话就减少 75%。注意会引起腹内压过大的运动或活动，并关注你的身体状态。

有一本关于英式结肠造口术的小册子，涵盖了各种运动和活动的一些重要提示和建议[3]。

我对造口术后恢复锻炼的指导原则如图 4.2 所示。

在第八章的末尾，你还会找到一些改良的经典核心肌群锻炼的具体练习方法，如平板支撑、卷腹、直腿抬高和空中踩单车。

以下是我对一些具体运动的建议。

跑步 / 慢跑

- 跑步是一项高冲击力的运动，因此在开始之前，盆底肌和核心肌群的锻炼至关重要。
- 手术后，即使你以前经常跑步，也要制订一个慢跑 / 步行计划。如果你是跑步新手，请像其他人一样遵守初学者计划。
- 长远来讲，拉伸、泡沫轴滚动和臀部（臀肌）以及核心肌群的力量锻炼对

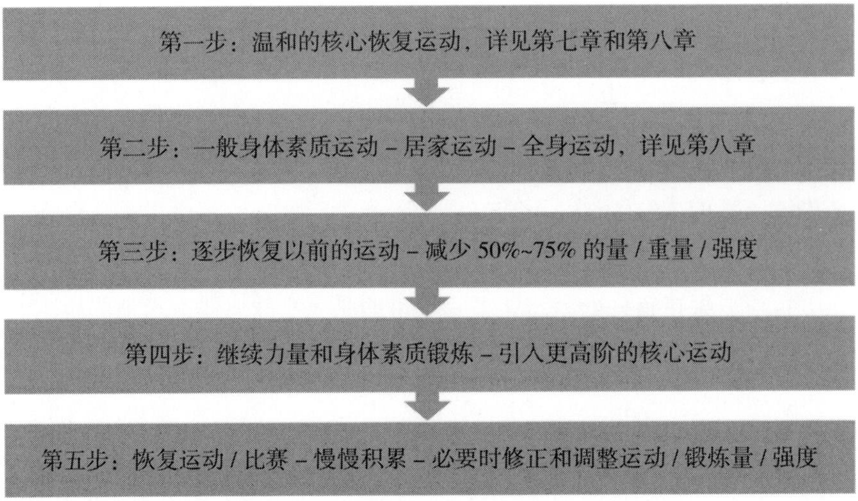

第一步：温和的核心恢复运动，详见第七章和第八章

第二步：一般身体素质运动 - 居家运动 - 全身运动，详见第八章

第三步：逐步恢复以前的运动 - 减少 50%~75% 的量 / 重量 / 强度

第四步：继续力量和身体素质锻炼 - 引入更高阶的核心运动

第五步：恢复运动 / 比赛 - 慢慢积累 - 必要时修正和调整运动 / 锻炼量 / 强度

图 4.2　造口术后恢复锻炼的五步指南

维持核心和全身生物力学稳定是极有帮助的。

- 如果跑步距离较远，补水是需要考虑的重要因素，请随身携带一个瓶子或者背包，并饮用电解质饮料。

骑自行车

- 首先从固定的自行车或单车骑行训练台开始——在你骑上小路 / 道路之前建立信心。
- 如果你做过直肠切除手术，鞍座的舒适度可能是一个潜在的问题。试验不同类型的鞍座并使用软垫短裤。你可能要准备几个月才可以开始骑行。
- 如果你需要将你的自行车抬到车内或者车架上，请小心地做抬过头顶或其他笨拙的动作——如果可以，请卸下车轮，利用台阶到达车顶，或者使用拖车杆，并将托架放置在较低的位置。
- 如果你是山地骑行者，要考虑如何在小路上抬起和携带你的自行车，在回到小路骑行前，应努力锻炼核心肌群。
- 长时间骑行时，需要有一个很好的补充水分和营养的计划，如使用电解质饮料。

游泳

- 对造口袋的附着力要有信心并选择好泳装。泳装有很多选择，所以要货比三家。高街品牌通常质量较好。如果你的造口在腰部以上，全身三件套比较适合你。

- 在你第一次去游泳池之前先做核心肌群锻炼（详见第七章和第八章）——游泳比你想象的要使用更多的核心肌群。
- 开始时使用浮板或夹腿板（仅打腿或摆手臂，或交替使用），并通过改良的 / 柔和的划水动作慢慢积累，一次只划一段距离。
- 从一段距离开始——如果你是一个经常游泳或竞技游泳的人，那么首次游泳时可以减少到之前的 50%~70%。
- 仰泳和自由泳等有力的划水动作有可能使腹部紧张并使腹内产生高压。从改良的划水 / 蛙泳开始，逐渐发展到自由泳。

网球 / 羽毛球 / 壁球

- 加强身体素质锻炼，首先在健身房或者在家进行场外锻炼。
- 在与朋友进行竞争性比赛 / 击打之前，你可以在有保护条件的网球墙或壁球场独自练习。
- 这三项运动都涉及冲击、跳跃和跑步，所以要加强核心肌群与盆底肌的锻炼。
- 网球有可能产生最大的张力和最大的腹内压，所以要逐渐增强发球的力量。

普拉提 / 瑜伽

- 在开始普拉提课程之前，先从第七章和第八章中的核心肌群恢复锻炼开始。
- 尝试温和的适用于产后的普拉提 / 瑜伽课程或者在线视频学习，因为适用于产后的方案与术后康复类似。
- 注意增加腹内压的动作，如翻身、桌面式、直腿抬高（详见第八章），如果你觉得自己不够强壮或感到"腹部隆起"，请调整。
- 熟练使用呼吸——在用力时呼气，并且锻炼你的核心肌群。

负重锻炼 / 健身

- 负重 / 自重力量锻炼对于对抗与年龄相关的肌肉萎缩，和在年龄增长时保持力量是非常重要的。不要因为担心抬高或有疝气的风险而拖延；与年龄相关的肌肉萎缩（称为肌少症）引起并发症的风险可能更大。

- 从第七章和第八章中的核心肌群恢复锻炼开始，首先建立你的基础能力。
- 首先对每个肌群进行"独立"锻炼（坐位下肢二头肌屈曲、侧举等），开始使用较轻的重量。最初，坐位锻炼和器械锻炼可能是比较安全的选择，而不是缆绳、自由重量锻炼和大型复合体重锻炼。
- 经过一段时间之后，你应该能够在健身房中完成大多数练习，但始终要注意那些会产生过高腹内压的锻炼或器械，如缆绳运动、引体向上、平板支撑等。
- 确保正确的抬高技巧——配合呼吸，用力/抬高时呼气，避免屏气，从教练那里得到一些可以帮助你的指导。

冰雪运动/水中运动

- 从第七章和第八章中的核心肌群恢复锻炼开始，首先建立你的基础能力。
- 然后进行更具挑战性的核心肌群运动性锻炼。单板滑雪/尾浪滑水和滑雪尤其需要良好的核心稳定性，所以请先在健身房或家里的斜坡上练习要做的动作。
- 如果这是你的第一次尝试，远离斜坡/水，可以进行专门针对滑雪/单板滑雪/尾浪滑水的基于健身房的锻炼，包括大量的核心肌群和腿部力量锻炼。
- 如果你在斜坡上或水里，不靠近厕所，你对造口袋感到自信尤为重要。确保拥有最适合你的产品，并将工具包装入防水的干燥袋随身携带。

高尔夫球

- 从第七章和第八章中的核心肌群恢复锻炼开始，首先建立你的基础能力。
- 然后进行更具有挑战性的核心肌群运动性锻炼，包括旋转和重复"高尔夫挥杆"动作。
- 不要马上练习一个完整的回合动作。先在练习场挥几下杆，然后打9洞。
- 开始时可以用高尔夫球车帮助你在球场行动，但不要长期依赖它。在整个高尔夫运动中，步行也是促进健康的重要组成部分。
- 抬起和搬运高尔夫球包时要小心，特别是进入车内和进出高尔夫球车时。
- 如果你在球场上且不靠近厕所，你对造口袋自信尤为重要。确保拥有最适合你的产品，不断尝试样品直到找到为止。

案例

　　Geoff 的外科医生告诉他，由于造口他无法再打高尔夫球了。对 Geoff 来说，这是毁灭性的消息，他真的很沮丧。他不仅是职业高尔夫球手，还是俱乐部的队长，而且他的房子已经搬回他生活和打球 20 多年的球场。他联系我进行了在线咨询，想知道这样做是否正确，以及他能做些什么以便他可以再次打球。Geoff 的外科医生非常谨慎，担心潜在的扭转或旋转，以及疝气的风险；然而，对 Geoff 来说，重返高尔夫球场是他康复的重要组成部分，也是他唯一重要的事情。很明显他无论如何都会尝试，所以我们需要在他拿起球杆之前让他恢复健康！最开始，我让 Geoff 做核心肌群 / 腹部肌群运动性锻炼，这立即给他带来了很大的信心和控制核心的感觉。他在家大约进行了 4 周这些运动，同时每天步行 60 分钟。

　　然后，他试着去了练习场，小心翼翼地做了一些轻微的短距离挥杆。他一开始只打了几个球，一切都很好，没有给他带来任何问题。他继续在家里进行核心运动。

　　接着，他用他的木杆进行了全力挥杆，每周练习 3 次，每次增加击球数量。几周后，他又回到了打 9 洞的球场。从那以后，他能够重返俱乐部并在大约 6 周后打满 18 洞。但他一定要用高尔夫球车，避免长时间背着高尔夫球包。

　　Geoff 对这种循序渐进的方法很有兴趣，这使他逐渐恢复了健康和自信，并使他回到了自己喜爱的运动中。

接触性运动 / 传统武术 / 拳击

- 如果你进行接触性运动 / 传统武术 / 拳击，很自然会担心造口受到打击。

- 你没有理由不能做任何接触性运动或活动，也有许多团队和个人练习橄榄球或接触性传统武术没有发生任何问题的例子。

- 在考虑训练或比赛之前，先进行数月的核心体能和一般身体素质锻炼。然后采取循序渐进的方法慢慢积累。开始只参加比赛的一部分，逐渐重新改造你自己。

- 你可能会考虑是否需要一个造口保护罩（有点像塑料圆顶覆盖造口）或某种填充物，以防腹部受到撞击，但这是个人选择，取决于你是否觉得这是一项高风险活动。通常一开始是为了自信，但随着时间推移，你可能会觉得这不是必需的。你的造口实际上非常坚韧和有弹性，能够承受敲击 / 撞击。

要点

- 有造口不应该对你的活动有任何限制。你可以游泳、打橄榄球、练习铁人三项、跑马拉松、爬山、举重，或做任何你想做的事情。你可能只需要做一些调整来帮助你克服所面临的困难。

- 所有做过造口手术的人都应该在术后进行核心肌群恢复锻炼（详见第七章），并进展到更高阶的全身素质锻炼（详见第八章），以便在术后恢复核心功能。

- 那些在手术前非常健康的人可能会尝试直接回到健身房进行核心肌群锻炼，但在去健身房之前必须先完成核心恢复计划。这会促进良好的核心肌群和盆底肌功能。然后再进阶到更难的事情。

- 对于回肠造口术的患者来说，补水非常重要。不要只喝白开水，每天喝一杯电解质饮料。努力保持含水量充足的状态，避免疲劳和脱水。

- 对于有造口的人来说，患上造口旁疝是很危险的，但这不是不活动的原因，也不要把它看成一场可怕的灾难。注意过大的腹内压，并在你感觉到压力时修正／调整动作和活动。

- 降低造口旁疝的风险需要采取多种措施，不仅是进行核心肌群锻炼或者穿辅具服。在你控制范围内处理所有可引发造口旁疝的因素（戒烟、治疗咳嗽、控制体重等），尽你所能降低造口旁疝的发生风险。

- 适应有造口的生活需要时间，有些人觉得很难接受。但随着时间的推移，你会过上完全正常的生活。尽你所能利用体力活动和锻炼来建立你的信心，不要让造口成为你做任何事情的障碍。

第五章
疲劳和自我照顾

疲劳是最常见的癌症治疗副作用，有 70%~100% 的患者受此影响[1]。疲劳是一种极度的疲惫、虚弱、缓慢、没有精力或"不愿意起床或出门"的感觉。有人描述它是一种极度疲惫的状态，只想睡觉以及感觉身体无法工作。癌症相关疲劳（cancer-related fatigue，CRF）与人们在其他情况体会到的疲劳有所不同。通常，非癌症人群的疲劳通过休息和睡眠可以缓解，可以恢复正常。

癌症相关疲劳是非常不一样的。癌症患者称，即使经过再多的睡眠和休息，疲劳也不会发生任何改变，而且它可以持续数月甚至数年之久。在某些情况下，疲劳可影响患者的人际关系、社交和生活，以及参加日常活动的能力。使他们处于一种衰弱的状态。

然而，疲劳并不是一种永久的状态，癌症相关疲劳的严重程度似乎取决患者接受治疗的部位，特别是化疗和放疗。

参考文献里有一些关于癌症疲劳的优秀在线资源[1-3]，如果你还没有看，我建议读者阅读以备参考。

是什么引起的癌症相关疲劳？

有很多原因可以引起癌症相关疲劳，具体情况因人而异。不是每个患者都会经历相同程度的疲劳，而且，一旦开始治疗，患者的感受是难以预估的。

当你开始治疗时，不要去"期待"感受疲劳或者刻意去感受疲劳，恰好相反，只需要观察自己的反应。如果你觉得你会感到疲劳，那么你更有可能产生疲劳。这是一种反安慰剂效应（nocebo effect）。换句话说，如果你知道可能会有不好的副作用，那么你很有可能去寻找它的蛛丝马迹，或者你把所感受到的感觉归因于治疗或癌症上。

到底是什么让你感到疲劳呢？

- 化疗、放疗、生物疗法和外科手术等治疗都会以不同的方式引起疲劳。在治疗过程中，身体需要更多的能量来修复和愈合组织，这似乎是造成疲劳的潜在原因之一。还有许多其他与癌症相关的变化可能会影响体内的免疫系统和激素水平，这些都会引起疲劳。
- 贫血是疲劳的常见原因，体内红细胞含量低意味着氧含量少。
- 焦虑、压力和抑郁是疲劳的常见心理原因。
- 疼痛、恶心、睡眠紊乱、如厕感、焦虑、担心或失眠，这些因素引起的睡眠不佳都会增加疲劳感。
- 其他药物引起的疲劳。
- 其他疾病，如心脏病、关节炎、糖尿病或中风也会引起疲劳。
- 营养水平和身体含水量的变化。很难吃下东西和喝水，或呕吐，或吃得不多，这些情况可能会引起疲劳。
- 实际上，缺乏活动也会让人感到疲劳，虽然原因尚不清楚。
- 治疗、预约和面对癌症诊断造成紧张的情绪也会让人疲惫不堪。

有些患者感到身体疲劳，而另一些患者却很少感到疲劳。出现这样的情况，可能是因为不同的治疗有不同的效果。每个人都有不同的反应方式，很难真正解开造成你的症状和疲劳背后的谜团。

化疗相关疲劳

化疗患者在治疗后的几天感到最累。在接下来的几周里，疲劳程度会有所改善，但随着下一个治疗周期的进行又再次增加。这段间隔期是患者进行一些活动、享受部分正常生活的机会。但不要过度活动，否则会让身体处于"活跃与疲劳交替（boom and rust）"的循环。

疲劳是会随着治疗的进展累积的，许多患者在化疗过半时感到最疲劳。还有些患者在治疗结束后疲劳感仍在延续，并且会持续数年之久。

放疗相关疲劳

放疗引起的疲劳稍有不同。放疗一般是没有休息的，因此疲劳会逐渐增加，以至于在治疗结束时，人们会感到非常累。治疗结束后，疲劳感通常会渐渐消退，但这需要较长时间才能恢复正常。一些患者的疲劳可以持续几个月甚至几年。

生物疗法 / 靶向治疗相关疲劳

生物疗法或靶向治疗导致的疲劳症状，因治疗类型和每个人对治疗的反应差异而有所不同。有些患者会出现流感样症状，他们会感到疲倦、发热、发冷、肌肉痛、头痛等不适症状。也有些患者没有任何副作用。

术后疲劳

身体任何部位做完大手术后感到疲劳都是正常的现象。说明你的身体正在恢复，它需要时间来痊愈。一般来说，当你从手术后几天或几周恢复过来时，疲劳会得到改善。但疲劳感完全消失需要几个月的时间，所以要耐心些。

引起疲劳的其他原因

还有很多原因可以引起疲劳，但很难弄清楚是什么原因造成的以及该采取什么措施。如果对你来说疲劳是个问题，那就和你的肿瘤团队谈谈。他们会评估你的疲劳并进行检查，从而找出问题，他们还可以对你能做的事情提供支持和建议。他们或许会给你建议治疗疼痛或贫血的方法，如输血、补充营养、更换药物或提供咨询服务来帮助你管理抑郁或焦虑。

怎么应对疲劳？

只要明确原因，就能对症治疗。你的肿瘤团队会给出治疗疲劳的建议，但重要的是你要告诉他们你感到疲劳。

一旦你排除了或治疗了任何引起疲劳的生理原因，或者如果疲劳自然演变成了慢性，可以制订一些计划来帮助自己管理疲劳。你可以把应对疲劳当作是"自我照顾"。它适用于所有人，但当你患有癌症或任何其他慢性疾病时，你更需要关注该策略。

我和许多癌症患者一起工作，也与其他患有慢性疲劳综合征（chronic fatigue syndrome）、过度训练综合征（over training syndrome）以及心脏病的患者一起工作。他们常常刚达到较好的生活质量，又会立刻因为运动多了而感到非常疲劳。这种情况会让人感到烦恼和沮丧。但要注意，在获得足够的休息和运动之间需要有一个很好的平衡。

不幸的是，目前还没有针对持续疲劳的特殊治疗方法，也没有一个简单的解决方案。那么，怎么做才有用呢？

你需要成为自己疲劳问题的专家，需要了解什么可以让你的疲劳减轻，什么会让它变糟，你能做的有哪些，别人应该怎么帮你。然后，依据优先次序制订计划来帮你更好地管理疲劳。

以下是需要关注的三个关键方面。

- 你的"能量银行"——需要维持体能平衡。什么让你疲劳，什么让你精力充沛？
- 锻炼——通过锻炼保持精力充沛，而不是筋疲力尽。
- 疲劳量表——你需要坚持记录，增加对疲劳的认识并发现其模式。

这有点像拼图游戏。你需要找出你需要的碎片，然后把它们放在恰当的位置。这样做可能会很有挑战性，所以可以向你的朋友、家人或护士寻求帮助。

你的"能量银行"

当你患了癌症，并处于疲劳状态时，你需要优先考虑对你来说真正重要的事情。你的能量是有限和宝贵的，它就像是一种需要保存的稀有商品。这就像是你存钱的银行账户一样，试想一下你有一个"能量银行"账户，你需要确保它保持盈利状态。这就像你手头紧时会找到更聪明的方法去消费和存钱，你也需要为你的能量做同样的事情。

拿起纸和笔，或者在平板电脑、手机或电脑上做笔记。选择最适合自己的方式。使用以下标题创建两列：

赋能者 给予能量的事情	耗能者 消耗能量的事情

仔细想想你现在的生活和环境，想想关于能量"消耗"和"给予"的事情。它们可能不会马上显现出来，所以仔细考虑一下这个问题，过一天左右再来讨论。仔细考虑和反思，并认真想想你对每一种情况的感受是怎样的。

下表表示一些例子，可能你的情况会很不一样。列你自己的就好了。

赋能者 给予能量的事情	耗能者 消耗能量的事情
确保每天晚上9点上床睡觉	在超市买东西，真的非常累
为自己和伴侣准备晚餐	早起去学校跑步
在浴缸里泡个澡	在上下班高峰期坐公交车
在森林里遛狗	晚上喝酒，第二天会感到非常疲惫
在安静、平和的环境里自己待一会儿	在早上喝咖啡，与不认识的人闲聊
在家做普拉提	做家务和准备饭菜

想想你在生活中做的所有事情。然后评估让你疲惫和提升精力的事情。每个人都不一样，有些可能与癌症无关。不同的是你现在已经疲惫不堪了，你对能量消耗的忍耐力要低得多。

一旦你找出那些让你精疲力竭或精力充沛的事情，你就可以开始优先考虑它们，并制订策略，以确保你的生活中有更多的左栏，而不是右栏。

你或许需要和伴侣、家人和朋友分享这些，并找出他们可以帮你的方法。如果你去超市买东西觉得很有压力或很累，可以找到人帮你做这些事情吗？可以在线购物吗？有人可以和你一起去学校晨跑吗？与其去一个你觉得压抑的咖啡厅，不如和朋友在家里好好聊天。可以问你的老板，你是否可以在家工作或缩短工作时间。

这并不是固定不变的时间安排。你需要把所有事情都放在可以帮助自己的位置上。在哪里你的生活会更简单？谁可以帮你？谁在你的支持团队中？

寻求帮助并不总是那么容易，特别是如果你平时能力很强并且做得很好时。但是，试着把它想象成让你的银行存款有盈余，释放你的能量，这样你就可以专注于对你来说真正重要的事情。

锻炼

为了鼓励你，我们强烈推荐 Mike Evans 医生在网上的一个关于癌症相关疲劳和锻炼是如何发挥作用的精彩视频。

让很多人惊讶的是，休息和睡眠不能改善癌症相关疲劳，这似乎有悖常理。但研究表明，锻炼（即使是少量的）有助于缓解疲劳，而不是使其恶化。

锻炼是减少癌症相关疲劳最有用的方法之一，应该把它视为一种治疗方法。温和的有氧运动（步行、骑自行车、慢跑等）似乎最有效。

活动起来，加快体内血液和氧气的流动，锻炼肌肉可以帮助你得到更多的能量。锻炼时会释放让人"感觉良好"的激素，它让你感觉更好，增强你的免疫系统并减少疲劳感。

这就是我提出"合理运动"概念的基础（见第一章）。找到一种可以让你有精力而不是消耗你能量的方式。在过度运动和适量运动之间有一条界线，但很难找出这条线的明确位置。通过我所说的循序渐进的运动去尝试和犯错，你就可以找出这条界线。

循序渐进的方法

尝试少量的活动，如五分钟步行，观察身体的反应。如果你感觉很好，而且没有感觉很累，下次再增加一点时间，可以试着步行六或七分钟。每次增加很少的运动量。

如果你在确诊癌症前是一个经常锻炼的人，那么你可能需要重新考虑一下你的锻炼水平和强度。因为你可能不能像以前那样耐受，而且锻炼后需要更多的恢复时间。但是，你可以循序渐进地增加你的运动耐受性，并恢复运动和活动。

不管你在哪里，最难的部分都是准备开始的时候。因为出门去散步或下定决心去跑步、游泳或骑自行车是最具挑战性的阻碍。但一旦你下定决心这样做了，你可能会感觉好上万倍。

疲劳量表

试着用疲劳量表和日记来监控你的疲劳。我希望你可以在每天的同一时间（早上、中午和晚上）给你的疲劳程度打分，记录在笔记本上或做线上日志（随便你喜欢哪个）。还要记住，在癌症治疗期间，也可能是在癌症治疗之后，疲劳不是线性进展的。每天都会不一样。有时你会感觉很好，有时你可能下不了床。所以，你必须调整你的身体，听从它所告诉你的。同样地，学会什么时候给自己施加压力，什么时候真的需要放松。

寻找疲劳的趋势和模式，试着找出它可能比前一天好或坏的原因。

不需要考虑太多，用下面的量表评估疲劳。

1	2	3	4	5	6	7	8	9	10
筋疲力尽		非常累		中度累		有些累			精力充沛

每天评估 2~3 次，并在日记或线上日志中记录。这一天是如何变化的？你能从日复一日的记录中开始发现你的疲劳模式吗？或者在一周或一个月中？这个疲劳模式可能与你的化疗、一直忙碌或睡眠不好的日子相吻合。同时记下你的活动，这样你就可以看到它们是如何影响你的疲劳程度的。

如果你的疲劳值低于 3 分，感觉很累，最好是完全休息。如果你是中度疲劳（4~5 分），那就试着步行 5~10 分钟，看看是否能提高你的能量。用你的心率或直觉疲劳程度量表来指导自己（详见第六章）。它会帮助你认识到自己的运动强度，并且防止你运动过量。你也可以尝试使用智能手机的疲劳管理应用程序。

现在关注"3P"，以便更好地管理你的疲劳：

- 计划：planing。
- 节奏：pacing。
- 优先排序：prioritising。

计划

重要的是，如果你正在积极治疗，那么你的疲劳管理计划需要围绕着治疗进行。随着化疗和放疗的进展，你的疲劳程度可能会增加。你可能需要为此进行计划并做出预期。在治疗结束后，你的疲劳也可能仍然需要 2~3 个月才能减轻，实际上，情况可能会继续恶化。这让很多人意外，他们盼望治疗结束，然后得到改善。

所以你可以怎样计划呢？如果你想要去度假，或者有一个重要的活动要参加，你能规划到使它与治疗周期保持一致吗？你如何在化疗期感觉良好时获益？你能利用这个机会多做些运动、享受一顿家庭晚餐或旅行吗？

优先排序

这与"能源银行"的概念有关，也是自我照顾意识的核心。这是为了更好地利用时间和能量，接受现在的处境。

当你患有癌症时，你的银行存款会减少，储备也会减少，所以你必须优先考虑如何有效地安排活动、工作和生活中的事情。想想你该如何管理或减少生活中耗能的事情。现在在你的生活中，什么是真正重要的，怎么做才能更好地优先安排这些事情？不要成为一个超级英雄。去寻求帮助，如果有人可以提供帮助，抓住它并利用它！

节奏

节奏的概念实际上只是整合了我们已经谈论过的相关概念。这是为了知道你的极限在哪里，并避免陷入活跃和疲劳交替的循环。

活跃和疲劳交替和它听起来一样，就是你感觉良好但第二天筋疲力尽，这意味着你运动过度了。你的耐受性可能比以前低得多，所以你需要在"足够"和"太多"之间明确界线。只有这样你才能知道极限在哪里。所以这就是计划和优先排序如此重要的原因。

锻炼时尤其要考虑这一点。你的耐力不会像以前那么好。轻微的活动可能就会变得很累，并且需要更多的恢复时间。你需要考虑按下"重启"键并调整你的锻炼。记住循序渐进的方法并考虑降低你的期望值。如果你在确诊前可以跑五公里，你可能会发现目前这个运动量对你来说太大了，或者至少有一段时间是这样的。记住，这只是暂时的，你的癌症相关疲劳不会永远持续下去。

你要做的事就是去练习，找出你的耐力水平在哪里。就像初学者那样从最小量开始慢慢积累，从零开始做运动。

节奏需要平衡技能。你需要变得灵活，去接受、适应和有耐心，也要学会说"不"，寻求他人的帮助。学习自我照顾和保持热情是不容易的。但在你陷入困境的时候，你最需要做的就是践行它。这不是自私，是做你自己可以做的事。

案例

我的一个客户，Rachel，30岁，已经从结肠癌恢复过来了。她接受治疗时我还不认识她，我问她当时有没有锻炼过，她回答有，她试过了，但那简直是一场灾难。我听后感到很惊讶。她告诉我，有一天她在化疗时感觉很好，于是决定去健身房上她平常上的杠铃操课。因为她感觉很好，所以练习时她很用力。虽然她设法勉强完成了，但她在床上躺了一周，完全累坏了。受这件事的影响，她把所有的锻炼都当作坏想法，在完成治疗之前，她什么也没做。

她错在哪里呢？她需要的是在治疗期间采取温和的运动，并且去适应她的锻炼计划，但她做的却是活跃和疲劳交替运动。她最好去上一节温和的普拉提课，去慢跑或者游泳。但我明白这有多难。她非常想变得"正常"并且能够做她平时的活动。但她更多需要做的是接受她正在化疗这个事实，并调整她的活动。

成长型心态

成长型心态是由美国斯坦福大学心理学教授 Carol Dweck 提出的[5]。这是一种让你成长、学习和发展，更好地应对挑战和困难的心态。它在体育和教育中得到了广泛的应用，在治疗疾病方面也有一席之地。有固定型心态（与成长型心态相反）的人感到无法控制或改变自己的处境。他们不会从错误中吸取教训，也不会表现出应对挑战的信心。他们可能会说："哦，为什么这件事发生在我身上""我无法做任何事情来改变它""我不能锻炼，因为我生病了""我无能为力"。他们认为他们不能改变发生在自己身上的事情，也不能改变他们的处境。他们把问题或困难视作障碍，这些障碍会阻止他们做事。

拥有成长型心态的人相信他们有能力去改变自己的处境，会想方设法应对挑战和困难，最终找到解决问题的办法并从中学习。他们可能会说："我能做些什么来帮助我自己吗？""我怎么能做得不一样？""我现在可能无法跑步，但我可以走路或骑自行车吗？"。

成长型心态不仅仅是更积极或拥有积极的心态。积极的心态并不总是有用的，特别是当你苦苦挣扎的时候。没有什么比当你感到沮丧时被告知"要积极"更糟糕的了。这毫无帮助，有时候它会让你感到沮丧和痛苦，这是正常的。你要做的是承认它、接受它并且不要因为自己没有变得"积极"而责备自己。

成长型心态是不同的。它承认挑战和问题，它也有创造力，可以想出克服困难和做不同事情的方法。用你已有的能力、知识和态度去克服它们，这可能不容易。但是知道成长型心态的概念，你就可以开始改变你的思维和行为方式了。

想想你应对困难和挑战的方式，以及你头脑中的声音。它在对你说什么？

处理癌症、做治疗和面对结果都是很艰难的挑战，但拥有成长型心态可能会帮你更好地应对，并找到解决困难的方法。

以下是成长型心态与固定型心态的一些例子：

固定型心态思维 否定……	成长型心态思维 尝试思考……
我不能变得更好了	这或许有困难，但怎样做可以帮到我自己呢？
我解决不了	我可以找谁寻求帮助？
我放弃了	下次，我可以尝试不同的方法

固定型心态思维 否定……	成长型心态思维 尝试思考……
这太难了	这需要时间，但我会继续努力
其他人做得比我好	我可以从中学习到什么？
为什么会发生在我身上？	这有挑战性，但我可以战胜它
我无能为力	总会有我可以做的事情。我怎样才能让它更好？
为什么要困扰我？	我还能做什么？
一切都是错的	我会从中学习的
别人应该帮我	我可以征求意见，找出我需要帮助的地方
我做不了	我可以做什么？

这只是一个概念的简单介绍，并不能取代你可能从咨询人员或治疗师那里得到的支持，它真的只是一个巨大主题中小小的尝试。但令人惊讶的是，心态的改变会影响你应对和克服挑战。癌症往往是人们在生活中面临的最大的挑战，你需要深入分析它，找到帮助你渡过难关的技能、态度和策略。

可以通过上网或阅读 Carol Dweck 的《成长型心态》了解更多关于成长型心态的信息。

自我照顾

自我照顾的观念变得越来越流行，但对很多人来说还是很有挑战性的。很多人对照顾自己感到内疚或觉得是一种自私的行为，这是很常见的。你可能总是把别人放在第一位，放在自己的需求之前。但自我照顾并不是自私或错的。它在生命的任何时候都很重要，在癌症治疗期间和之后更是如此。"你不能从一个空杯子里倒出来水"，这句话再真实不过了，它的意思是如果你透支了你自己，你就不能再给别人任何帮助。

一个很好的例子就是我们坐飞机去旅行时。如果有紧急情况发生，航空工作人员总是会告诉你，你得自己先戴上氧气面罩，然后再帮助别人。也就是首先你要照顾好自己，并且身体健康，然后才能帮助别人。在日常生活中也是如此，尤其是当你自己生病的时候。

在你治疗癌症时，自我照顾需要成为首要任务，特别是当你还需要考虑家庭和工作时。这里有很多可以实施自我照顾的策略：

- 让睡眠成为优先任务——早点睡觉。
- 注重营养和身体含水量，合理饮食（有关这方面的内容在第九章）。
- 摆脱自我照顾的罪恶感。
- 对不属于你优先考虑或者"消耗"能量事情说"不"。
- 尝试冥想和正念。
- 腾出时间休息、放松和进行"赋能"活动。
- 把锻炼作为优先事项。
- 寻求帮助和接受帮助。
- 学会把事情委托给别人——不要想着做全部！

我将集中讨论以下几个方面。

睡眠

我们很多人都睡眠不足，并且我们没有优先考虑它。我们在生活中没有获得足够的有效睡眠，将身体恢复到日常活动所需的状态。有些专家认为，我们正在陷入慢性睡眠危机，这场危机在许多方面影响了我们的健康，包括肥胖和不健康的根本原因。长期缺觉可以对心理健康造成影响，导致抑郁和焦虑，并增加患糖尿病、高血压和心脏病的风险。

我们的睡眠习惯、白天的活动、药物以及饮食都会对我们的睡眠产生巨大的影响。

意料之内的是，癌症患者的睡眠问题更为普遍，从而形成了疲劳、失眠和疲劳感提高的恶性循环。事实上，根据美国国家癌症研究所估计，超过 50% 的癌症患者有睡眠障碍[6]。

如果你也有睡眠困扰，不能入睡或一直处于瞌睡状态，那么你可以做很多事情来改善这种情况。接受"糟糕的睡眠"是不好的，一些细小的改变就可以带来巨大的变化。

在变得活跃和进行更多的运动时谈及睡眠和休息可能会产生矛盾，但并不是这样的。实际上，睡眠和休息是基础，睡得好可以帮你应对困难，给你更多的能量，让你更积极并且享受锻炼带来的好处。同样的，锻炼可以让你更好地入睡，提高你的睡眠质量，促进深度 REM（快速眼动）睡眠。

睡个好觉可以降低你的应激激素、增强免疫功能、减少炎症并且促进愈合，这些都是你在治疗癌症时所需要的。

睡眠有两个不同的方面值得关注：

- 充足的睡眠，以小时为单位，大多数人通常每晚需要 7~8 小时的睡眠。
- 有质量的睡眠是不一样的。在睡眠周期中，我们需要长时间的深度睡眠，所以只强调睡眠 8 小时是不准确的，还要强调这 8 小时的睡眠质量。

我们需要睡眠质量和数量。

在癌症治疗期间以及治疗后，可能出现的睡眠问题包括失眠（由担心和焦虑引起）和其他症状，如盗汗、疼痛、恶心，以及治疗的副作用和夜间如厕。

首先，与你的医生或护士谈谈可能会影响你睡眠的药物，并咨询是否有可以做的相关临床检查、疼痛管理干预措施或治疗方法。除此之外，你还能做很多事情来帮助自己改善睡眠。

首先要把它当作优先事项。接受它的重要性，如果你能感觉更有活力，你就会感觉更好。现在，你的身体需要尽可能多的帮助，所以试着为它创造一个促进治愈和恢复的良好环境，睡眠是其中很重要的一部分。

"睡眠卫生"一词指的是我们在临睡前、白天的活动和卧室环境的行为或习惯，这些可以使我们能够入睡、保持睡眠和获得足够的恢复性睡眠。以下是一些"睡眠卫生"的建议，可能对你会有所帮助：

- 很显然，要保证有规律的睡觉时间。每天晚上在规定的时间睡觉是最重要的。从睡前开始，把晚上吃饭、看电视、看书、遛狗、锁门等这些时间都考虑进去。即使这样做很容易分心，但要定好时间，并且坚持下去。
- 白天的时候可以多活动一点，这有利于晚上进入深度睡眠。力量锻炼似乎特别有效，但要确保你的锻炼不要太靠近睡觉时间，因为它可能起反作用。如果可以的话，尽量在白天的时候早点锻炼。
- 确保卧室温度合适，不要太热或太冷。如果太热，可以打开窗户或盖薄点的被子。至于床上用品和睡衣，可以选择更透气的纯棉或竹纤维材质的。在睡觉前淋浴可以降低体温，特别是当躺在床上感觉很热的时候。也可以泡温水浴，温水浴可以让人放松。看看哪个对你有用。
- 卧室有噪声吗？噪声是在房间外面还是在隔壁的房间？你的伴侣打鼾吗？如果你的睡眠受到噪声的干扰，戴耳塞会有用。市场上有许多相关产品。

- 避免睡前摄入咖啡因、糖和酒精，它们会影响你的睡眠。记录相关的食物和饮料摄入量是有必要的，这样就可以监测你的症状和反应了。有些人发现他们需要低咖啡因的茶和咖啡。酒精似乎对睡眠质量有很大影响，尽管你可能不知道它是如何影响你的。酒精可以让你在刚开始的几小时里入睡，但更有可能使你在几个小时后就睡不安稳或者醒来。当你需要得到最好的睡眠时，戒酒可能是一个能对你立即产生积极影响的做法了。
- 众所周知，在睡觉前使用电子屏幕，如玩手机或平板电脑以及玩电子游戏，都会影响睡眠，但在现代生活中很难规避它。看明亮的屏幕会抑制褪黑素的释放，褪黑素是帮助入睡所需的激素。如果褪黑素被抑制，睡眠周期就会中断，这不仅会影响夜间的睡眠，而且随着时间的推移，会进一步影响健康。最好的解决办法是在睡前至少两小时把手机、平板电脑关掉，或者在屏幕或手机上加一个蓝光过滤器。也可以用读书来代替。

如果你真的很困扰，可以咨询医生是否可以借用药物或进行心理咨询。在解决睡眠问题方面，一种称为认知行为疗法的谈话疗法已经被证明效果显著，因此它可能是一种值得探索或参考的选择。

如果你喜欢小工具和数据化，也可以考虑尝试可穿戴式睡眠追踪器。

正念和冥想

在癌症患者中，正念的做法和正念冥想的练习已经得到了很好的研究[7]。正念和冥想有很多好处，研究已经表明，人们在进行正念练习时，情绪干扰更少。

正念是一种身心合一的生活方式。它有助于我们以不同的方式关联我们的经验，关注思想和情感。有规律的正念练习可以调节交感神经系统，激活身体的放松反应，以减少慢性炎症、压力和心理症状。

那些对癌症患者最有挑战性的问题，如恐惧、不确定性、无规律性和不可预测性，都非常适合做正念练习。它可以在现阶段帮助我们更好地应对当前的情况，专注于我们现在能控制的事情，而不是担心过去或未来。这是一种能产生热情、强大和积极心态的方法。

有很多方法可以让你保持正念，并且练习瑜伽和普拉提会有交叉效应。

像游泳、跑步和散步这些重复的活动，如果你的注意力没有分散，用心做的话效果也很好。正念也可以更具体地作为一种冥想的方式来完成，你可以通过参加课堂或在线小组与他人一起来做，也可以用手机上的应用程序或下载一些正念相关内容听。如果你去找了，一定会找到适合你的，那么你的正念练习就有很多资源。

正念练习根本不需要花太多时间。开始时每次花 2~3 分钟，做一些简单的呼吸练习即可。

要点

- 几乎所有癌症患者都会感到疲劳，据估计，有 70%~80% 的人接受过化疗或放疗[1]。

- 虽然它看起来似乎不合理，但做一些体力活动或温和的锻炼是治疗癌症相关疲劳的最佳方法。在正确的量和适当的强度下锻炼（详见第六章"FITT 运动原则"），是能让人充满活力的，能获得真正的平衡。运动会让你充满活力，但不要太累。

- 尽量不要去"期待"感受疲劳或刻意去感受疲劳。这是一种"反安慰剂效应"。如果你知道治疗会有副作用，那么你很有可能会刻意寻找它的蛛丝马迹，然后把它归因于你的治疗或癌症。与之相反，你应该保持开放的思维，看看你的身体是如何反应的，并调整你的感觉。

- 避免身体处于活跃和疲劳交替的循环状态。这种情况就是，你有一天感觉状态颇佳，然后运动做得太多，最后反而感觉比以前更累了。与此相反，你应该努力保持一致性和规律性的活动。你的目标是少量多次。当你感觉很好的时候，需要克制住自己，同样，在你挣扎的时候，要适当给自己一点压力。

- 用量表评估你的疲劳程度和能量水平。这可帮助你发现疲劳规律和趋势，并学习如何处理它们。有证据表明，如果你在锻炼后感觉更有活力，可能有助于你保持动力。

- 通过识别能量消耗来管理你的"能量银行"。找出什么行为是耗能的，什么行为是赋能的，然后优先考虑更多的"赋能"行为，并找到避免耗能的方法。它可能不是很明显，实际上，有些我们认为会耗尽能量的活动其实是激励我们的，所以仔细想想吧。

- 把自我照顾作为优先事项。不要做过多的承诺。只关注你真正想做的事。学会把事情委托给别人，或推掉让你很累或对你健康有害的事情或活动。

- 优质的睡眠是必不可少的。你需要保障充分的睡眠时间，并形成良好的睡眠卫生。睡眠和锻炼是相互联系的，睡得越多，你就感觉越有活力，锻炼的可能性就越大，反之亦然。锻炼可以改善你的睡眠质量，特别是快速眼动睡眠期。

- 练习正念。要么专门参加课程或下载应用程序，要么间接地通过散步、游泳、跑步或瑜伽来练习正念。
- 培养成长型心态。这不仅是变得积极，更是保持一种积极的心态。它关注你能做什么而不是不能做什么。成长型心态有助于你找到解决问题和克服障碍的方法，适应和应对情况的替代方法。拥有成长型心态可以成为帮助你驾驭癌症治疗的有力工具。

第三部分

锻炼

第六章
运动原则与监控

本章主要探讨运动的基本原则及各活动方法背后的科学原理，如果能够掌握这些，你会感觉更有能力去计划及组织自己的活动。

可能阅读本书的读者有不同的疾病进程、治疗、结果、症状、运动偏好、医疗条件及与运动的关系。正是因为如此，几乎不可能有一个适合所有人的特定计划或方案。

我认为较好的方法是理解运动的基本原则，这样才可以有效地组织、监控及调整自己的行为和反应。

因此，让我们对以下四个方面进行更详细的了解：

- 目前世界卫生组织（World Health Organization，WHO）关于体力活动方面的指南 。
- 体适能的六个组成部分——肌力和耐力、身体成分、平衡、协调性和灵敏性、柔韧性以及心肺适能。
- FITT 运动原则（频率、强度、类型和时间）。
- 心率监测（休息、锻炼和恢复）和自觉疲劳程度量表。

世界卫生组织体力活动指南

英国体力活动指南（基于世界卫生组织标准）称，所有 18~64 岁的普通成年人都应以此为目标：

每周 150 分钟中等强度的体力活动 + 每周两次力量锻炼。

这对你来说意味着什么？

中等强度的体力活动会使你略微上气不接下气，并感觉心跳加速。这对心肺适能十分重要，可以改善心脏健康。但这并不意味着你必须练到喘不过气、满脸通红或运动到你的最大极限。快走即可达到效果，不过你需要以能让你稍微喘不过气的速度进行。每小时约 5 公里的速度较为合理。

每周 150 分钟的目标可分解为每周 20 分钟 ×7 天或 30 分钟 × 5 天，而非一次完成。少量多次是最好的方法，你也可以把它进一步分解为 10 分钟一个时间段。10 分钟被认为是可以获得健康益处的最低时长要求。

其中还包括剂量反应。这基本上意味着你活动得越多，获益就越大。150 分钟真的是一个极小的目标。

对于癌症患者而言，即使积极治疗也应该采取同样的建议，即每周 150 分钟中等强度的体力活动和每周两次力量锻炼。这令许多人感到惊讶，特别是一些不了解指导方针的医生和护士以及认为自己应该休息的患者。

建议的第二部分鲜为人知，但实际上我认为它与第一部分同样重要，甚至更重要。每周至少应该进行两次肌力强化锻炼。我们知道很少有人会设法去做到这一点，但这并没有想象的那么难。再次重申，少量多次是最好的解决方法。

维持肌肉质量——特别是在衰老时、生病期间和术后——更应该优先考虑。肌力强化锻炼通过抵抗阻力来达到提升肌力的目的，在很多情况下只是为了防止肌肉萎缩。

这并非要求我们去健身房举重（虽然有条件做到这点当然更好），任何需要肌肉抗阻完成的运动都是有益的。在家使用弹力带或小哑铃，利用自重进行深蹲或俯卧撑之类的运动都可以达到同样的效果。同样，像 DIY、园艺和家务之类的日常活动，尤其是在托举、搬运和推拉物品时，都有助于维持肌肉的强壮。英国政府建议每周至少做两次肌力强化锻炼，从而减少与年龄相关的肌肉流失。

我明白有很多复杂的社会、身体、经济和心理方面的因素会导致人们难以实现这些目标。

所以，如果你正在努力接近这些目标，请不要灰心，有总比没有好。要有动力多运动一点，开始行动起来就很好。为你的成就骄傲并学会接受你现在的处境。

体适能的六个组成部分

"体适能"对你来说意味着什么？也许对每位读者来说都有不同的意义。"体适能"即我们的"目标"，而这个目标对每个人来说都是不同的。它可能是跑马拉松、参加交际舞比赛或者只是去上班、去买报纸。

体适能有六个必需的关键组成部分（图 6.1）。

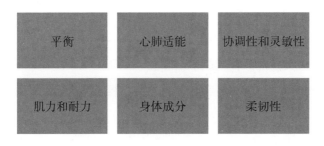

图 6.1　健康体适能的组成部分

　　这六部分之间相互联系，对日常生活能力十分重要，如上下椅子或床、步行、端坐、爬楼梯、搬运物品、购物、开车等，即所谓的"功能性适能"。这对许多癌症治疗期间及治疗后的人来说都是首要目标。

　　当我们变得更健康时，这些组成部分之间的相互联系会帮助我们更积极地参与体育运动 / 锻炼或拥有积极的日常生活方式，并能降低我们受伤的风险。在步行或跑步时需要平衡和灵敏性，游泳或打理花园时需要运用手臂力量，骑自行车或蹲起时需要运用腿部力量。要有足够的柔韧性进行弓步击球，灵活地在球场上打羽毛球、网球或与小孩玩耍。

　　体适能的每个组成部分都很重要，有时候一些组成部分比其他部分更为重要，但这取决于我们正在做什么。如果我们观察运动员，会发现不同的体育运动需要不同的优先顺序。平衡和灵敏性是芭蕾舞者或体操运动员的重点所在，而对于马拉松运动员或赛艇运动员来说，心肺适能则更为重要。

　　对于基本的日常功能活动（日常生活、穿衣 / 洗漱、购物、工作、家务及避免跌倒等），我们需要体适能的六个组成部分协同工作。有些肌肉流失的最初表现是你发现自己很难独立从浴缸里出来（上半身肌肉无力），或者"扑通"一声重重地坐在椅子上（腿部力量不足以控制身体重心的下降）。

　　肩关节灵活性减退的一种表现是你无法系紧你的胸罩、不能拉上上衣背面的拉链或将拉链拉到衣服的顶部。失去平衡可能表现为容易跌倒、感觉双脚不稳或发现自己无法单脚站立系鞋带。注意观察这些迹象并在为时未晚之前做些什么。

　　当我们生病时，在床上和 / 或医院里度过的时间、进行的手术或癌症治疗，都会对上述六个部分产生影响。这会使我们感觉虚弱、身体情况不佳、日常活动受限，感觉身体脆弱并且不信任自己的身体。

　　下面，我会更详细地介绍图 6.1 中体适能的各个组成部分。心肺适能是指心脏和肺的功能状况。"中等强度"的运动对心肺功能很有好处。

肌力和耐力

俗话说"用进废退"，与身体其他部位相比，这句话更适合形容肌肉组织。长时间制动会导致大量的肌肉流失。如果你曾经有胳膊或腿骨折打石膏的经历，就会明白我在讲什么。仅在打石膏的几周后，被固定住的肢体就会迅速变细、变小。当肌肉不被使用时，大体上会日渐衰弱，即肌肉流失，我们称为"萎缩"。

我们的身体是由不同的成分构成的，包括肌肉、脂肪、骨骼和器官。肌肉占我们身体的30%~40%，它附着于骨骼上使身体保持直立、维持平衡，使我们可以移动、托举、搬东西、上下椅子和床、爬楼梯等，并使我们保持强壮。

强壮的肌肉可以影响关节和平衡功能，并可防止我们跌倒或发展成关节炎。随着年龄的增长，维持肌肉力量应该成为我们的首要任务。然而，肌肉有一个鲜为人知的重要作用，即调控体内的血糖水平。我们拥有的肌肉越多，机体对血糖的调节就越好。这意味着力量锻炼在糖尿病的预防和管理中有重要意义。简而言之，无论我们处于什么样的年龄阶段，拥有怎样的生活方式，都需要强壮的肌肉促进我们的健康。

与年龄相关的肌肉萎缩

随着年龄的增长，我们每年大约会失去1%的肌肉，这听起来不是很糟糕，直到累积超过几十年。

与年龄相关的肌肉萎缩称为肌少症，与大众认知相悖，这并非不可避免的。任何一种"促进肌肉力量的锻炼"对于我们防止衰老时发生肌肉萎缩都至关重要，这也是指南建议每周除了进行150分钟中等强度的体力活动外，还要进行每周两次力量锻炼的原因。

年纪越大，住院时肌肉萎缩得越快。众所周知，80岁以上的老人卧床10天会导致肌肉萎缩10%。可怕的是，这相当于衰老了10年——确切地说，一个80岁的老人仅住院10天就变成了90岁的老人。这种肌肉萎缩可能是毁灭性的，会导致患者在很短的时间内变得不能动、虚弱。

疾病相关的肌肉萎缩

与疾病相关的肌肉萎缩称为恶病质。在这种情况下还会出现某种代谢疾病，使身体更快地失去肌肉。基本上，你的身体要用它所拥有的每一种储备资源与疾病做斗争。

恶病质在癌症患者中十分常见，尤其是正在进行化疗的患者。这就是我建议治疗期间保持活跃并吃富含蛋白质的食物的原因。这些食物有助于修复和重塑肌肉，至少可以防止过多的肌肉流失。

通过进行一些简单的抗阻锻炼，也许会减缓肌肉的迅速萎缩。可以通过进行第七章的练习来使腿和手臂保持强壮，并尽量避免制动。

除了在日常生活中多走路、爬楼梯及四处走动之外，还可以在家里使用带子、重物或自身的体重来进行一些特定的练习。例如，针对腿部的深蹲和提踵，针对上半身使用哑铃或弹力带的练习。把锻炼融入日常生活中，如在等水烧开的时候深蹲，或在打电话、看电视的时候提踵。更多方法见第七章。

对于那些在治疗前就已经开始锻炼的人来说，在健身房或家里进行一些难度更高的锻炼也不失为一个好方法，在治疗期间每周可尝试进行 2~3 次较短时间的运动，每次 10~15 分钟。少量多次可能是最好的，但要以你的感觉为主导。尽管没有真正的指导方针，但在癌症治疗过程中，与癌症治疗前相比较，锻炼量可能需要减少（减少 50%~75%）。你可能还会经历更多的肌肉酸痛，因此应该考虑到需要更多的恢复时间，并且在进行更多锻炼前，等一天左右观察身体的反应。

也许你应该从肿瘤物理治疗师或运动专家那里获取建议。你的治疗目标会依据你的治疗情况而略有不同：

- 治疗期间：尽你所能降低肌肉的萎缩程度。不要期望肌肉在治疗期间有所增加。尝试高负荷或低负荷的锻炼并观察你能忍受的程度。
- 治疗后：你会开始进步并再次看到肌肉的增长，但要注意你对运动量的承受力可能不似从前，你需要更多时间进行恢复。营养和蛋白质摄入是帮助肌肉增长的重点。如果你进行过腹部手术，要注意你的腹内压并慎重进行超大负荷的举重及某些核心肌群的锻炼。若该方法适用于你，请参阅第七章的核心肌群锻炼及第四章关于造口运动的内容。

身体成分

身体成分与肌肉力量有重复。单独测量的体重或体重指数（BMI）并不是健康状况的真正指标。一般来说，健康包括有更多的肌肉和更强壮，但这可能会使体重变得更重。如果你没有积极锻炼，变"瘦"或变"轻"并不总是一件好事。

在癌症治疗过程中常伴随身体成分的改变。你可能会出现肌肉萎缩，变得更虚弱，而且你的身体成分可能会以一种消极的方式发生改变。

然而有些人发现，他们在癌症治疗期间体重增加了，这是由类固醇、缺乏锻炼或食欲和饮食习惯的改变引起的。通常增加的是身体脂肪而不是肌肉。

因此，虽然我们的体重在一定程度上来说很重要，但身体成分才是衡量我们健康程度的一种更有用的方法。在理想状况下，我们希望身体有更多肌肉和更少的身体脂肪。癌症治疗、手术和化疗都可能使身体难以保持健康。这时锻炼就起到了很大作用。

饮食对身体成分和肌肉含量有很大的影响，在癌症治疗期间及之后更是如此。除了保持活力外，多吃富含蛋白质的食物，如肉、鱼、蛋、坚果、豆类和奶制品，对帮助修复和恢复肌肉组织至关重要。更多内容详见第九章。

平衡、协调性和灵敏性

平衡、协调性和灵敏性相互关联且有相似之处，但也有明显的区别。在癌症治疗过程中，这三个部分都会受到影响，你会感到不平衡、易跌倒和脆弱。

当平衡、协调性和灵敏性都受到影响时，一些简单的事会变得很困难，如在凹凸不平的地面行走或爬楼梯。日常生活活动会变得困难，如穿衣服、袜子、鞋子，淋浴或进出浴缸。

- 平衡是指维持静态姿势且不跌倒或在一个不平的表面上稳定移动的能力（动态平衡）。
- 协调性是指综合使用身体不同部位的能力，如通过胳膊和腿的配合实现快速行走。
- 灵敏性是指受控制地快速改变运动方向的能力，与动态平衡密切相关。例如，在过马路的时候能够躲开汽车。

但是，重要的是要记住这些方面都是可以通过正确的锻炼来提高的。

感觉站不稳、虚弱或无法完成以前能做的事情不是一个好的现象。你可能会更容易跌倒或需要助行器。所以请努力保持平衡、灵活和强壮。令人惊奇的是，你几乎不需要做什么就足以改变现状。你可以尝试扶着椅子做 5 次椅式深蹲和 10 次提踵，每天做 3 组，很快你就会看到一个巨大的变化（详见第七章）。或者只是在不需扶手的情况下练习单腿站立，观察你能坚持多长时间。

付出时间，坚持不断地练习，你就可以改善平衡、协调性和灵敏性；但如果你不努力，就不会有任何成效。不要被软弱打倒，你可以改变它，然后变得更强大。

柔韧性

柔韧性是指在没有损伤或不适的情况下，弯曲和伸展的能力。癌症治疗通常会影响柔韧性，会逐渐使我们的肌肉和关节变得僵硬和紧绷。够到一个高架子或者弯腰系鞋带是日常生活中需要运用柔韧性的例子。

大多数人在长时间卧床休息或不活动后会缺乏柔韧性。肌肉萎缩与缺乏柔韧性、损伤和疼痛有关，就此形成一个恶性循环。你感觉越僵硬和不灵活，就越有可能损伤肌肉或发展成关节问题。

因此，综上所述，体适能的六个组成部分都很重要且相互影响。第七章的内容会帮助你以不同的方式进行所有的练习，并且使你变得更强壮、更自信。

FITT 运动原则

FITT 运动原则是一种简单的可以用来帮助指导及制订运动计划的方法，在癌症治疗期间，我认为它们非常重要。

- 频率（frequency）：多久运动/活动一次。
- 强度（intensity）：运动的强度，可以用心率或托举的重量衡量。
- 类型（type）：活动或运动的种类，如骑自行车、跑步、散步、练普拉提等。
- 时间（time）：运动的时长。

当你变得积极或想要开始进行更多的运动时，在任何情况下只专注于其中的一个原则，它就会变得很简单。但如果你想同时改善以上四个方面，最终会很容易受伤、生病并筋疲力尽。

FITT 原则指导并确保我们可以以一种安全的方式加强运动。这对每个癌症患者来说都非常重要。你需要降低你的期望值，给身体更多的时间恢复和适应。

所以，当我们增加活动量的时候，需要一步一步地来，按照特定的顺序遵循 FITT 原则。无论你是刚开始运动或者已经适应，这种方法都适用。

- 频率：少量多次是最好的方法，首先要养成一个有规律的习惯。最初你需要关注的只是增加你做某件事的频率。如果你现在每周散步 2 次，那么在做任何改变之前先调整频率。每周只要增加 1 次短距离步行，然后再加 1 次，最终可以达到每周散步 4~5 次。同理，在跑步、去健身房或游泳方面也一样。关键是要有规律、坚持不懈地运动，并逐渐增加运动频率。忘记你刚开始做这件事有多难或用了多长时间，想想每天和每周运动时吃的那一口零食吧。每周做 5×10 分钟的运动比 1×50 分钟效果更好。

- 类型：运动类型尽可能多样化是最好的方法。想一下体适能的六个要素，并尽量找到可以将它们都涵盖其中的方法。把普拉提、散步、游泳、主动做家务、骑自行车和举重结合在一起。如果你刚刚开始或者正在积极地接受治疗，结合本书第七章和第八章的锻炼并辅以步行是很好的方法。

- 时间：你做一件事要花多长时间取决于你是否养成了"少量多次"的（运动）习惯。能耐受多久的运动持续时间受癌症治疗的影响，你可能会发现即使是运动很短的时间也会感觉很累。也许你需要把运动时间减少50%~75%。如果你在确诊前可以跑45分钟，那么现在可能跑15分钟就感觉很累。但是没关系！重要的是，这是你现在力所能及的，运动总比不运动好。不要对自己期望过高，特别是在积极治疗阶段或刚做过手术的时候。用循序渐进的方法增加运动时间，每次增加1~2分钟的步行、跑步、游泳或健身。降低你的期望值，观察身体的反应，然后再进一步增加更多的时间。持续是一个比其他任何部分都使你感到更累的方面，所以要慢慢来。尤其是在化疗后的几天或放疗期间，你可能会发现10分钟就足够了。

- 最后是强度。这是一种"直观的"运动方式，也是很多人容易出错的地方——人们往往一开始就把自己逼得太紧，或使自己感觉不舒服。只有在其他事情都安排妥当的时候，才去关注自己的运动有多累。当你能够规律地运动，可以忍受更长时间的活动并且恢复还不错的时候，可以开始考虑增加步幅、速度或重量了。对你而言，锻炼难度是唯一需要考虑的因素。我建议大家把做任何事情的强度都保持在一个温和的水平（就像自觉疲劳程度量表1~10评分中的5分）。通过适度的运动来保持健康，微喘就可以了，不要用力过猛，也不要让自己筋疲力尽。过度运动会使你不想运动，你的大脑会想方设法阻止你继续运动。请善待自己，不要急于求成。

心率监测

监测心率对于运动和了解身体都是明智之举。我认为这是一个最简单但易被忽视的方法。监测心率可以帮助你设计运动结构，并使你从运动中获益。

了解你在休息时、运动时和恢复时的心率是非常明智的，它可以给你很大的反馈。做到这些根本不复杂，所以不要拖延。它可以帮助你监控自己的进展和恢复情况，并指导你何时运动和休息。

简单地说，心肌和你身体任何其他部位的肌肉一样。它的每一次跳动都会推动血液和氧气在你体内循环。就像你身体的其他肌肉一样，任何心血管运动的目的都是为了增强心肌，使它更有效率。一个强壮的心脏每一次跳动都会泵送较多的血液，而一个弱小的心脏需要跳动许多次才能推动等量的血液循环。

静息心率

了解你的静息心率（resting heart rate，RHR）很重要。一定范围内静息心率的数字越低代表你的心脏越有效率，也越健康。随着时间的推移，监测静息心率可以反馈给你健康情况的重要信息——当你变得更健康时，这个数字会有所下降。但是，如果你的静息心率发生了增快，就可能代表你身体不舒服、没有恢复或正在与治疗做斗争，你可以通过调整运动（或休息）改善静息心率。

如何测量静息心率

在颈部或者手腕处找到脉搏，测量 1 分钟跳动的次数。计时要准确。在早晨喝咖啡、喝茶或起床之前做这件事。

记录每分钟跳动的次数（beats per minute，bpm），一般为 50~80 次 / 分。

连续 3 天在同一时间记录次数，然后计算平均值。

你也可以用手机应用程序或智能手表测量静息心率。

可增加静息心率的因素包括：

- 咖啡因。
- 脱水。
- 酒精。
- 疲劳。
- 压力 / 焦虑。
- 疾病 / 感染。
- 药物。
- 不健康。

可降低静息心率的因素包括：

- 改善心脏状况或者血压（β 受体阻断剂）。
- 变得更健康。

时不时地监测静息心率，并在一段时间内（几周或者几个月）关注这个数值，观察它是升高了还是降低了。如果这个数值降低了，则是效率和体适能提高的表现。

如果你发现静息心率比平时高，可能是疲劳或者患病的预警。若你发现静息心率比平均值高 5~10 次 / 分，则表明你的身体由于某种原因而处于压力之下。这意味着当天不应进行运动，或应进行非常温和的运动——如拉伸或散步。

记住 5~10 次原则，如果你的静息心率比平时快 5~10 次 / 分，你应该放松一天，降低锻炼强度或休息。

如果静息心率比平时高或者低很多（低于 40 次 / 分或者超过 100 次 / 分），则应向全科医生、肿瘤科医生或护士寻求帮助。

运动心率

你需要购买带有胸带或者手腕传感器的心率监测器以便测量你的运动心率（exercise heart rate，EHR）。它可以实时反馈你的心率及运动强度。无论你是出去散步还是做一些如徒步旅行、骑自行车、游泳、慢跑或上运动课等较费力的事情，都与运动心率相关。在癌症治疗期间及之后，它都是一个非常有用的工具，可以帮助你重置运动界限。

回想一下 FITT 原则和"强度"的重要性。在癌症治疗期间或之后以"中等强度"的运动为目标被认为是安全且合适的。但我们如何才能确定"中等强度"的标准及感觉？

在运动时测量心率可以监测你的运动强度并使其保持在"中等水平"。这不仅使你从运动中最大限度地获益，还能确保你不会过度运动，这非常重要，尤其是在治疗期间或你真的感觉很累的时候。因为你可以看到心率在加快或减缓速度时的反应，所以也有助于建立你的运动框架并帮助你建立信心。监测心率意味着你的身体在指导运动强度，这对于正在接受治疗或正在恢复的患者来说是非常重要的。你需要学会调整自己的身体，并让它引导你。

对大多数人来说，中等强度相当于他们最大心率的 70%~75%，一般为 114~145 次 / 分，这个数值与年龄有关（年龄越大，数值越低）。这意味着你应该在这个数值范围内进行运动，用智能手表或手机监测心率的数值，注意并确保它不会升得太高。这意味着你获得运动益处的同时又不会过度运动。但问题是你也许不知道你的最大心率是多少。

如果你有一个智能手表，它可能会根据你设置它时输入的信息（通常使用你的年龄或出生日期）为你计算出一个"运动心率区间"。这样你就可以查看自己最大心率区间的 70%~75%。它会告诉你正确的运动强度。

如果你没有智能手表，则需要用简单的公式计算你的运动心率目标值。幸运的是，Maffetone 方法是一种简单的计算目标运动心率的方法，可以为持续运动提供合理的指导。在这里我们不需要太精确，它对应中等强度运动或你最大心率的 70%~75%。公式如下：

180－年龄=目标运动心率

因此，对于一个 50 岁的人，其目标运动心率为：

180－50=130次/分。

因此运动时目标心率在 130 次 / 分左右（125~135 次 / 分）为宜。这为你提供最重要的"中等强度"参考值，不是太低也不是太高。我们的目标是让这个数字（或一个相对较窄的区间）作为你进行大多数运动时的上限。这意味着你在进行有氧运动，享受运动带来益处的同时，不会把自己逼得太紧。

但运动心率从来不是静止不动的，它在整个运动中是波动的。例如，爬山时数值会升高。把运动强度设置在运动心率靶心率区间是合理的。在该示例中，125~135 次 / 分是一个范围，把 135 次 / 分作为绝对最大值。如果数值高于 135 次 / 分，就放慢速度使它降下来。

这不仅适用于癌症患者，我对很多患者都使用这个准则。该准则可使他们在不太疲劳的情况下建立良好的有氧能力。并且我认为，对癌症患者而言，这是需要优先考虑甚至更为重要的。不过，不必考虑得太具体，也不要过于担心。你只需要找到一个能够指导你达到正确运动强度的数值，算出你的范围，监控它并关注自己的感觉如何。

即便如此，我知道癌症患者的运动比这要困难得多，如果你感觉良好，没有任何可能表明心脏问题的症状，并且患心脏并发症的风险很低就很好了。

较早的指南建议癌症患者进行低强度的运动（最大心率的 70% 或以下），但最近的一项研究表明[2]，对于那些没有心脏并发症或未接受与心脏毒性相关的化疗药物的患者来说，在力所能及的情况下更高的运动强度可能也是安全的。而且这可能有益于大肠癌患者，益处包括减少疲劳及提高治疗的耐受力。然而，这是一个新的研究领域，目前关于在治疗期间及治疗后运动强度的指南很少。因此，如果你对此抱有怀疑态度，可以保持一个较低的心率，以及温和且低于最大心率 70% 的运动强度。

向肿瘤医生咨询你所接受的治疗类型、患心脏并发症的风险和运动强度并听取他们的建议，这是非常重要的。

以你的身体为指导，找到适合自己的运动强度水平。保持连贯性是我们的目标，你应该使自己第二天可以继续运动，而不是因过度疲劳而躺在床上。一切都是为了找到正确的平衡。

自觉疲劳程度量表

如果你不喜欢心率监测器或不想购买，可以使用自觉疲劳程度量表（rating of perceived exertion，RPE），这也是一种非常简单的监测运动强度的方法。自觉疲劳程度量表即"自感疲劳分级"，是一种用以监测运动时感受的可靠且简单的方法（图 6.2）。

1	非常轻柔的活动（除完全休息外的活动）
2~3	轻度活动（感觉可以持续运动几个小时，可轻松地呼吸和持续交谈）
4~5	中度活动（感觉可以运动一段合理的时间，运动时仍可以说短句子，但开始感觉喘不过气，心率加快）
6~7	剧烈活动（处于不舒服的边缘，感觉呼吸短促，只能说一句话）
8~9	非常困难的活动（不能维持运动强度，很难多说几个字，感觉不能呼吸）
10	最大努力（感觉非常困难，不能呼吸，不能说话，不能继续运动）

图 6.2　自觉疲劳程度量表（自感疲劳分级）

在大部分运动中，把靶运动强度维持在自感疲劳分级 4~5 分的水平会带来最大的好处，并且不会太难受。因此，如果你去散步，要走得很快直到感觉有点喘不上气。在这个水平上，你应该可以聊天，甚至可以唱歌，但是不会觉得不能呼吸。

如果你对目前的治疗感觉不舒服或非常累，记住有总比什么都没有好。即使你只达到了量表的 2~3 分也是不错的。

理论上，最大心率的 70% 或用 Maffetone 方法计算得出的心率（180－年龄）应与自觉疲劳程度量表中的 4~5 分对应。

如果你发现自己的运动强度在量表的 7~9 分，就慢一点或给自己一个短暂的间歇时间，并观察你的感受和恢复情况。从高强度运动中恢复是很困难的，你只能在短时间内维持这种状态。

你可以在日记或者线上日志中记录自己的运动心率或自感疲劳评分。

恢复心率

恢复心率（recovery heart rate，RecHR）检测的是运动后心率的下降速度。恢复心率是一个很好的指标，它可以用来评估身体的恢复情况、身体健康状况以及耐受运动和增强体适能的能力。

在癌症治疗期间和之后，这一点尤其重要，因为它可以帮助你确定你能做多少运动以及能达到的运动强度。监测心率恢复的速度也有助于发现过度疲劳或其他疾病。

如果运动后一段时间心率仍保持较高的水平，这是你在努力恢复的迹象，表示你非常疲惫或药物在影响你对运动的耐受力。

怎样测量恢复心率

用智能手表或手机，在运动结束时观察心率下降需要多长时间。越快越好。

分别在运动后的 1 分钟和 5 分钟测量心率并记录心率数值。

例如：

运动前心率 =65 次 / 分

运动时心率 =135 次 / 分

运动后 1 分钟心率 =110 次 / 分

运动后 5 分钟心率 =70 次 / 分

这表明该患者拥有良好的恢复且适合并适应运动。在运动后 5 分钟，他们的心率基本恢复到了运动前的水平。你所需要做的就是在 1 分钟和 5 分钟时监测你的恢复心率，并注意它的意义。

如前所述，若你发现运动后需要很长的时间才能使心率恢复平稳，这可能意味着你很累或锻炼强度太高了。应在下次锻炼时降低运动强度或缩短运动时间。若修改后的锻炼，5 分钟后心率仍然很高（＞120 次 / 分），请向你的医生寻求帮助。

不仅是癌症患者，我对我的所有治疗对象都根据心率进行锻炼。这是一个确保在不太累的运动中获得最多益处的好方法，还可以提供一些参数来帮助规划与指导运动。

用心率监测日常运动效果并不难。以下是简短的总结。

- 你需要知道三种心率数值：静息心率、运动心率和恢复心率。

- 监测静息心率，且知道静息心率的平均值。如果数值随时间的推移变得更低，则是体适能增强的表现。可以使用手机应用程序来测量心率变化，以便你更深入地了解身体的恢复/压力负荷。

- 如果你的静息心率比正常人快 5~10 次/分，则是疲劳、压力、恢复欠佳或患病的迹象。最好在这天休息一下。如果它比正常值高很多（20~30 次/分），则应去看医生或者打电话给你的肿瘤团队。

- 使用 Maffetone 方法（180－年龄）计算运动心率，或在大部分运动锻炼时控制在自感疲劳分级的 4~5 分。这会帮助你在不太累的情况下获得最大的运动益处。

- 监测运动后的恢复心率，以便观察你对运动的耐受程度，并合理安排下一次锻炼。恢复心率下降得越快，就越健康，并且耐受力越好。

- 在运动前、运动中或运动后的任意时间，心率异常升高都会引起人们的担忧，因此，若心率保持在较高的水平或出现异常反应，可以和医生联系。

- 根据心率进行锻炼并不复杂。它是一个非常明智和简单的方法，以确保你在不会过度运动的情况下从运动中最大获益。

要点

- 记住"健康"是个体化的，"健康"是相对于个人而言的，但也与个人的癌症病程和治疗有关。你可能需要重新思考"健康"对你来说意味着什么，尤其是你在确诊前非常健康时。有时下床绕街区散步就是一项值得庆祝的巨大成就。因此，保持理智，对自己好一些。

- 让一切回归本真。和过去划清界限，重新开始，尤其是你在诊断为癌症之前非常健康时。认清你现在的状态。不要将自己与过去比较，也不要对未来抱有过高的期望，只需要接受你此时此刻的现状。经常运动的人也许会发现很难回到"初学者"的时候，但这是你必须要做的，不要为此自责。

- 记住"体适能"的六个要素——肌力和耐力、平衡、柔韧性、心肺适能、身体成分、协调性和灵敏性以及它们之间的关联。每个要素都很重要，它们之间的关联亦是如此。找到你认为需要改进的地方并集中精力去做，或选择有助于改善它们的活动，特别是在治疗期间，肌肉萎缩的可能性较大。打太极拳有助于锻炼平衡，慢跑／步行可以增强心肺适能，力量锻炼可以预防肌肉萎缩。

- 记住 FITT 原则——频率、强度、类型、时间，以确保在做任何活动时都不会做得太多太快，同样也可以帮助你找到正确的强度和剂量。需要提高时，每次只针对一个原则，并且首先调整"频率"。尽管每天要做的运动不同，你可能不能提前做太多计划，但是设计的运动一定要保持一致。

- 如果你在确诊前非常活跃，你可能需要减少原来活动 50% ~70%（或者更多）的时间／强度，直至你的身体可以承受并且恢复过来。你在癌症期间能做的可能与确诊前能做的完全不同。

- 静息心率可以反映身体、体适能和健康情况。无论是自己数脉搏还是用手机应用程序或智能手表测量，每天早晨第一件事就是监测心率。静息心率可以反映身体的压力负荷和健康状况（一定范围内数值越低代表越健康）；异常的数值可能提示疾病或身体承受额外的压力。这在癌症治疗期间和之后是一个减少过度锻炼风险的有用工具。

- 监测运动心率是维持合适运动强度的方法。计算你的"工作效率"并认真地坚持下去。它可以帮助你调整身体，提供运动框架，因此你不会运动得太多或太少。它还强调健康方面的改善（因为你越健康，在同样努力的情况下运动心率的数值就会越低），当你发现心率特别快时，能意识到它可能提示你的运动强度过大了。

- 还要记住，在癌症治疗期间和之后，恢复情况和运动能力不会呈线性进展。每一天都不一样。有时候你会感觉很好，有时候你可能下不了床。糟糕的一天并不意味着你退步了，它仅仅表示你今天过得很糟。调整自己的身体并保持顺其自然的心态，学会灵活应对自己的感受，知道什么时候给自己一些压力，同样，也要明白自己什么时候需要放松和休息。

第七章
术后核心肌群锻炼与康复

大多数大肠癌患者会接受手术治疗。根据肿瘤的大小和位置，以及身体和心理健康状况、体型、年龄等，会接受不同类型的手术。有些患者可能接受过多次创面广泛的手术，而有些患者可能只接受过一次微创手术。许多患者需要接受造口手术。在所有手术治疗中，腹部手术是一种重要并且不可忽视的手术方式。

医生、护士和物理治疗师会给予患者许多支持，假以时日，患者的身体会变好、会恢复过来。但是，无论是身体上还是精神上，患者都会遭受很大的打击。刚做完手术时可能感觉无法直立，甚至连走路也觉得困难。为了保护腹部的伤口，通常会出现弯腰驼背的姿势并且表现得很虚弱，就像被卡车撞了一样。患者很难想象能够再次举起物体或恢复基本的活动，更不要说恢复到可以做任何类型的运动或者健身。但是患者迟早会恢复，患者的身体只是需要时间来治愈和修复并且变得更强壮。

从手术中恢复需要多长时间？

每个人从手术中恢复所需的时间是不同的，这取决于许多因素。患者接受的手术类型和范围（腹腔镜 / 剖腹术、造口和骨盆重建术）以及是否有并发症，之前的身体状态，是否有其他治疗，年龄、体能和整体健康状况都会影响恢复的速度。

一般而言，人们认为 6 周是一个人进行腹部大手术后恢复"正常"活动、回归工作、能去锻炼身体及康复的平均时间。6 周似乎被认为是所有不同类型的手术之后（甚至在分娩或剖宫产之后）体力自主恢复的标准建议，大致是基于组织愈合的时间——因为组织需要 6 周才能完全愈合。

然而，这并不是一个"一刀切"的时间线。如果你正在接受化疗、放疗、接受过更重大的手术或有术后并发症，情况就会有所不同，你可能需要更长的时间或经历一个以上的"恢复周期"。相对而言,如果你身体健康,并且手术相对简单,你会发现你的恢复速度要快得多,根本不需要 6 周的时间,这样也不错。

不要拿自己和别人比较。你的恢复时间是你自己的。不要拔苗助长,也不要心生胆怯,如果你感觉良好并且想做更多,就大胆地往前走。恢复期的很多事情都是为了重建信心。运动得越多,肌肉得到的锻炼越多,就会越有信心。

你的恢复很大程度上取决于你自己。你可以做很多事情来帮助自己更早强壮起来,更快地重建信心。以下是一些建议。

- 尽量避免久坐不动——只要稍微多运动一点就可以了。
- 站起来,外出呼吸一些新鲜空气——每天去散步。
- 做一些核心肌群锻炼以增强肌肉和重建信心。
- 注意良好的水分摄入和营养(包括水果、蔬菜以及大量富含蛋白质的食物,详见第九章)来帮助身体愈合。
- 得到足够的休息和睡眠——你的身体正处于消耗大量的能量来恢复自身的阶段,但是要保持适当的平衡。

下面是"患者自主康复"潜在时间轴表格。考虑到每个人的情况会有所不同,这只是一个大概的指导。然而,如果你身体健康,并且在手术之前情况良好,这个时间轴可以为你在简单的腹腔镜肠切除和 / 或造口术后预期要做的事情提供指导框架。

术后天数	活动
7~10 天	术后 3~4 天开始温和的核心肌群、呼吸和盆底肌锻炼,2~3 次 / 天 通常术后 3~5 天出院 步行,每次 10 分钟(若身体条件允许可以步行时间更长一些),2 次 / 天
10~14 天	继续核心肌群、呼吸和盆底肌锻炼,2~3 次 / 天 步行增加到每次 20 分钟,2 次 / 天
3~4 周	进阶到更高阶的核心肌群锻炼(参考第八章),包括力量、灵活性和活动能力的综合身体素质锻炼 继续步行并且步行时间更长一些。如果情况允许,可以增至每天 40~60 分钟;开始加快步行速度
5~6 周	继续核心肌群锻炼(参考第八章)和每日步行 逐渐恢复正常日常活动,如轻松的家务、工作和园艺活动 如果想做的话,可以慢慢地恢复游泳、普拉提、健身或慢跑。每项锻炼时间短些,并观察恢复速度 避免做负荷过度及不适合的抬举动作,如需做则要有技巧地抬举

术后天数	活动
6~12周	慢慢地恢复更活跃的体育运动、比赛和正常活动 坚持核心肌群、呼吸和盆底肌锻炼

恢复核心肌群

从康复的角度看，建议每一个做过腹部手术（胸部以下的手术）的人都应该在术后做一些特定的康复锻炼。特定的、温和的运动对于恢复核心肌群/盆底肌的功能和力量，以及重建信心至关重要。

患者在肠道手术后常感觉腹部肌肉失去控制，并且感觉不到自己的"核心力量"。这会对患者的平衡、协调功能，以及背部、臀部和膝关节的疼痛产生连锁反应，通常还会使患者失去自信和对活动感到恐惧，甚至影响基本的日常活动。很多人抱怨术后背痛，而核心功能的改变是引起背痛的原因之一。

患者怎么说？

以下是来自一些接受过肠道手术患者对核心肌群康复锻炼的看法：

"我们应该在物理治疗师的指导下，开始个体化的日常锻炼。我们需要知道我们能做什么。"

"我很想知道哪些运动应该做，哪些不应该做。"

"有必要知道更多关于腹肌锻炼的建议。"

"需要更多关于腹肌锻炼的资料。"

"试着每天出门逛逛，即使只围绕着小区走10分钟。"

"术后我们都很虚弱，我们需要了解更多信息。但大家往往不知道该询问些什么。"

"我试着加强我的核心肌群，现在在术后5个月，我感觉自己很强壮。"

"很多时候，没有人建议我们术后应该做什么，不能做什么。术后的康复治疗应该作为一项标准流程来执行。"

"锻炼在恢复过程中是很重要的。但是从来没有人讨论过这个事情。"

"我希望知道我能做什么，不能做什么。"

这些来自患者的想法证明了锻炼的必要性。我希望你在这本书中可以得到你需要的建议，并且能让你更加自信。

如果你已经做过腹部手术，请进行以下快速问答。

• 你对术后核心肌群锻炼有多少信心？

1	2	3	4	5	6	7	8	9	10
一点也不自信									完全自信

在这个表格上勾出自己的得分，我们之后会再回来。

核心肌群

在你做的每一个动作中，核心肌群都扮演着至关重要的角色。正如你所知，你发现手术后像上下床这样简单的事情都变得异常困难之后，会突然意识到你做的每一个动作都要用到你的核心肌群。

制订术后康复锻炼计划来逐渐加强核心肌群至关重要。当（手术后）受损肌肉功能"关闭"，整个核心功能也会发生改变。温和的康复锻炼会帮助你"重新连接"你的深层核心肌群，并开始恢复正常功能。微小轻柔的动作可以产生巨大的效果，我喜欢把它当作一个帮助重新运动和回到日常生活的"跳板"。这也表明要注重锻炼基础，并重建力量和恢复肌肉之间的联系。

但是我们发现，让术后患者活动存在两个主要问题。

- 很少有临床医生在手术后给患者提供具体的建议，手术后的指导往往是"休息""卧床6周"或者"不要举起任何重物"。这些建议是没有必要的，会限制患者并让患者失能。如果患者遵从医嘱"完全处于静息状态"，他们会对活动感到害怕（丧失信心），会使身体状况进一步恶化。随之而来的是对运动感到恐惧、缺乏活动、自信心越来越少、肌肉进一步萎缩、更加缺乏运动的恶性循环。

- 与之相反的问题是，那些确实想做"核心肌群锻炼"的患者（尤其是那些以前很健康的患者）经常会在网络上搜索，然后开始"经典的"核心功能锻炼，如平板支撑、卷腹和其他有一定难度的动作，然而这些锻炼在术后并不合适。这些都是"体能锻炼"，在术后早期进行难度太大。

我们需要做的是恢复性的康复运动，它们是非常不同的。在术后6~12周的恢复过程中，你需要一个循序渐进的方案，方案应包括恢复性运动、康复和渐进性锻炼。它可以通过深刻和直观的方式帮助患者重新控制、连接、协调和恢复核心功能，这对每个人都至关重要。

指南

英国造口护理护士协会（ASCN）的指南建议，术后 3~4 天可以开始温和的核心肌群锻炼。如果你感觉很好，并且没有太大的疼痛，毫无疑问可以更早开始。

然而，这可能对有的人来说太早了，所以在准备好之后再开始吧。即使在手术几周之后开始也可以，情况因人而异，不要觉得晚。这些建议同样适用于所有接受腹部手术的人，无论是开放式手术还是微创手术（如腹腔镜手术），也包括那些接受造口手术的人。我认为大肠癌患者的核心肌群锻炼应该归入术后护理，就像膝关节和髋关节置换术后的康复锻炼一样。

在术后的前几周，请专注于四件事情：

- 盆底肌锻炼。
- 呼吸技巧。
- 核心肌群 / 腹肌锻炼。
- 步行。

盆底肌锻炼

任何做过肠道手术的人都应该进行盆底肌锻炼，特别是准备做造口还纳手术者（但要先跟临床医疗团队沟通——见下面文本框）。为什么呢？因为盆底肌非常重要，它位于骨盆底部，由一群看不见的肌肉和韧带形成一个吊索（图 7.1），托起盆腔器官（肠、膀胱、子宫等）并控制大小便和性功能。

不论你是 80 岁还是 18 岁，是男性还是女性，也无论你是否做过手术，拥有强壮且功能良好的盆底肌都至关重要。盆底肌常常和其他核心肌群协同作用——如腹部和背部的肌群、膈肌（一块非常重要却常常被忽视的肌肉）。

首次沟通

如果你接受了重大的盆腔或者直肠手术，或者癌症已经扩散到盆底肌，那么你在开始盆底肌锻炼之前，请与外科医生或护士确认一下。如果你已经看了尿失禁 / 肠道专家，请与他们沟通，并听从他们关于本书中锻炼的建议。

一些手术，如部分盆底肌切除并利用身体上的其他肌肉进行重建，这些情况超出了这本书的讨论范围。如果有这些情况的话，请找专业的物理治疗师沟通。你需要进行盆底肌的康复锻炼，但是你可能需要稍微不同的建议或帮助。

那些切除了直肠的人（全称为全直肠结肠切除术），可以并且应该进行盆底肌锻炼，这些锻炼可能有助于恢复和疼痛管理。先从一些温和的"夹紧"开始，看看感受如何。

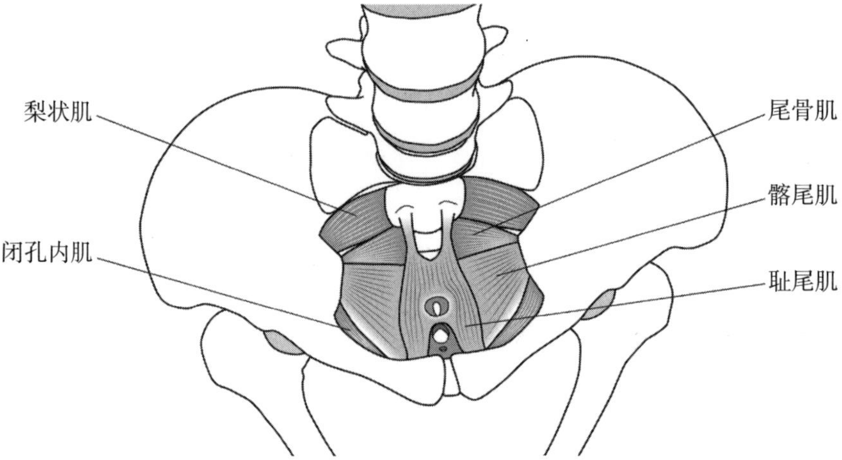
梨状肌
闭孔内肌
尾骨肌
髂尾肌
耻尾肌

图 7.1　盆底肌

之所以大多数人最终没有效果，是因为他们没能坚持。为了达到最好的效果，需要每天锻炼 3 次。锻炼并不是真的很难或者很复杂，试着把锻炼融入生活，乘车时、看电视时、工作时、和孩子们在一起读书时，甚至是做饭或者洗碗时都可以做这些运动。

> **小贴士**
> 找一种提示——可能是在你等水烧开的时候，或者你正在打电话的时候——养成一有提示就做一组锻炼的习惯。盆底肌是一群深层肌群，当你做收紧动作的时候，没人能看出来你在做这个动作。这是一种"隐秘"的运动。

如何进行盆底肌锻炼

轻轻地开始。如果你最近几天或几周刚做过手术，先用非常温和并且非常短暂（1~2 秒）的时间收缩盆底肌，然后根据自己的感受，缓慢且轻轻地增加力度和时间。

你需要 2 组不同的运动来锻炼你的肌肉——长时间收紧和快速收缩。

长时间收紧

你可能需要别人给你阅读下面的说明，这样你就可以集中精力，闭着眼睛练习了。

• 坐在椅子上，双脚平放在地板上。保持良好的坐姿。想象有一个气球把你的头顶拉向天花板的方向。

或者

- 仰卧屈膝位，保持放松。如果你刚刚做过手术，或者你很难"找到"肌肉，这个姿势更容易些。
- 放松躯干、臀部、腿部和上半身的肌肉。做几次深呼吸，确保盆底肌放松。
- 然后轻轻地收紧肛门，就像试图阻止放屁一样。接着收紧会阴前部，就像试图阻止小便一样。不要绷紧腿部或臀部的任何其他肌肉，你应该可以感觉到你在把盆底肌向内侧拉，就像你的坐骨被扯在一起一样（对男性来说，感觉你正在把睾丸拉入体内是个很好的提示）。
- 开始时持续收紧 3~5 秒，然后慢慢延长时间，最多不超过 10 秒。请自由呼吸，不要憋气。
- 你可能会发现这很难，所以即使你一开始只能坚持 1 秒也没关系。逐渐在此基础上增加 3~5 秒，然后再增加时间。
- 最后放松 10 秒。让盆底肌轻轻下沉，完全放松。
- 重复并再次放松。
- 请记住要保持呼吸。
- 重复 5~10 次。如果你开始感到疲劳，那么休息一会儿，过一会儿再次尝试。

快速收缩

以下练习可以锻炼"快速收缩"肌纤维，难度也更大。"快速收缩"是指快速收紧和放松盆底肌。

- 快速收紧盆底肌并数数，"1，2，3，4，5，6，7，8，9，10"。
- 做 1 组 10 个的快速收缩动作。
- 放松几分钟，然后重复。

做 1 组 10 个的长时间收紧和 2 组 10 个的快速收缩，每日 3 次。

如果你发现很难"找到"盆底肌，或者你不确定你做的是否正确，或者你觉得肌肉"鼓起来"而不是被拉上去，可以咨询肠道 / 大小便相关的物理治疗师或者专科护士。

呼吸技巧

呼吸对我们的身体健康、精神健康和核心肌群控制有巨大的影响。我们大多数人都没有做到正确或足够深的呼吸。膈肌是深层肌肉，也是"核心肌群"的一部分，它与核心肌群的其他肌肉——盆底肌、腹部和背部的肌肉协同工作。呼吸实质上是一项核心肌群的运动。

手术后，我们倾向于浅呼吸，这会影响核心肌群的工作方式。长此以往，当它成为一种习惯之后，会导致核心肌群功能低下。

这里有两种不同类型的呼吸运动，我想让你尝试一下。一种是深呼吸，有利于放松/缓解疼痛（以及预防术后并发症）。另一种是较活跃的"伞式"呼吸，它能激发核心肌群，使其更有效地工作。这两种方式之间有细微的差别，但都可以尝试一下。

深呼吸

在做完手术或感到焦虑、疲劳以及疼痛的时候，你会呼吸浅快、心率上升、血压升高，这是身体对压力的应激反应。

深呼吸可以帮助你放松，减少焦虑感。它有助于调节神经系统，缓解紧张的应激反应。正确地使用呼吸可以帮助身体平静下来，减缓心率，并且使呼吸更深，把更多的氧气吸入身体。深呼吸做起来很简单，但是需要集中注意力。

注意："2：4呼吸"即吸气2秒，呼气4秒。

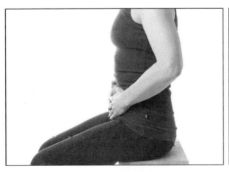
图7.2　吸气

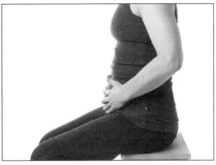
图7.3　呼气

让我们试一试：

- 放松地坐在椅子或凳子上（图7.2，图7.3）或靠在床上。把手放在小腹上。
- 闭上眼睛。用鼻子吸气2秒，然后慢慢地用鼻子呼气4秒——呼气的时间应该是吸气时间的两倍。

- 让你的呼吸轻轻起伏。
- 吸气时，手掌感觉腹部轻轻地鼓起来，感觉空气深深地进入腹部，而不是仅停留在胸部。
- 试着从吸气 2 秒、呼气 4 秒开始，逐渐增加到吸气 3 秒、呼气 6 秒；随着越来越熟练，增加到吸气 8 秒，呼气 10 秒。不要用力，用鼻子轻轻地吸气和呼气。
- 一开始先试 1~2 分钟，然后试着调整吸气和呼气时间比、身体姿势和练习时间。试着在感到焦虑的时候或者一整天都这样呼吸。

"伞式"呼吸

这种类型的呼吸运动有助于锻炼核心肌群，并教你如何正确地扩张胸廓。它更"激烈"一些，因此如果你刚做完手术，请温和地开始锻炼。

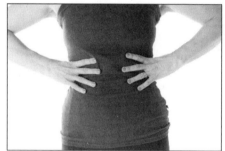 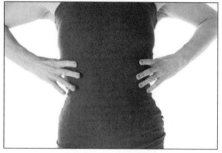

图 7.4　深吸气　　　　　　　图 7.5　慢慢呼气

让我们试一试：

- 在椅子上或床边坐直，或站直。把手放在下方的肋骨上，拇指放在后面，其余四指放在前面。放松肩膀。
- 用鼻子深吸气，并且使你的双手与肋骨充分接触——保持肩膀下沉。同时把肋骨向四周扩张，感觉手在肋骨扩张时被移开（图 7.4）——就像撑开一把伞一样。
- 然后通过嘴巴慢慢呼气，同时利用腹肌使肋骨下沉。你应该感觉到肋骨明显地远离你的手，就好像合上一把伞一样（图 7.5）。
- 放松，然后重复 5 ~ 6 次。

> **请注意:**
>   如果你有复杂的呼吸问题(如慢性阻塞性肺疾病)或者是得了肺癌,请找呼吸物理治疗师给你提供具体的建议。

核心肌群 / 腹肌锻炼

核心肌群由四组肌肉组成,而不像许多人误认为的那样只有腹肌。把核心肌群想象成一个由两个壁、一个顶部和一个底部组成的罐子(图 7.6)。

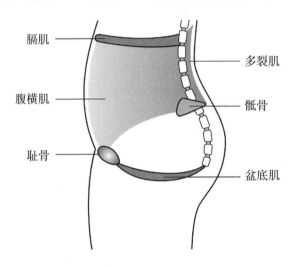

膈肌

腹横肌

耻骨

多裂肌

骶骨

盆底肌

图 7.6 核心肌群

核心肌群包括:

- 盆底肌。
- 腹肌。
- 背肌。
- 膈肌——因为膈肌是核心肌群的一部分,也是主要的呼吸肌,所以呼吸很重要。

我认为核心肌群可以更广泛一些,可以包括肩部肌肉、臀大肌(臀部肌肉)、腰部和髋部的肌肉。但是,现在我们还是回到"核心肌群构成的罐子"上,让事情变得简单一些。

核心肌群不仅为脊柱提供稳定性,在维持姿势、控制大小便和保护器官方面也十分重要。换句话说,我们需要核心肌群一直为我们好好工作。核心肌群没有很好地为你工作的迹象包括大小便失禁、子宫脱垂、疝气、呼吸困难,以及各种各样的背部、臀部或肌肉骨骼问题。如果核心肌群没能有效地工作，甚至连膝关节和脚也会受到影响。

如果你接受过腹腔或盆腔手术，相应的肌肉会变弱和受损。康复的第一步是重新获得整个核心肌群的控制、连接和协调。

核心肌群锻炼 1　核心修复计划

本计划共包括九项运动，是每个人锻炼的基础，即使你很健康或者你的癌症治疗相对简单，也请不要跳过它。

大多数情况下，应该可以在术后 3~4 天开始这项计划，即使你有一个很长的中央伤口或造口。请根据自己的身体情况进行温和的锻炼。

> **请注意：**
>
> 　　手术后出现轻微的不适是正常的，也是可以预知的。所以不要等到完全没有疼痛的时候再运动。你可能会发现温和的运动是有帮助的，因为它们能加快血液循环，有助于伤口愈合和缓解疼痛。但是动作要小心，如果你感到严重或剧烈的疼痛，或者运动使你的疼痛加重，请降低运动的强度使它变得更简单，或者尝试其他不同的运动。

你可以在手术前或者手术后的任何时间做这些运动。

手术前

如果你在手术前读到这篇文章，那就太棒了！现在就开始练习所有的运动，这样你就知道手术后你要做什么了。手术前越健康、越强壮越好，这就是"预康复"。各种研究表明，在手术或者治疗前做运动的人有更好的恢复效果（参考第二章）。

等待手术的时间可能是令人焦虑的，但是专注于一些长期有益的锻炼确实是有好处的，它能给你一种控制感和正能量。

手术后：数月或数年

如果在你读这篇文章的时候，距离你的手术时间已经过了几个月甚至几年，现在开始也为时不晚。如果你从来没有接受过康复锻炼，很可能你的核心肌群不能很好地工作，所以从核心修复计划开始，按顺序进行。你会进步得很快，前提是从这里开始。

重要的是——所有这些运动都应该在控制下慢慢进行。不要急于完成它们。

集中注意力，以你能掌握的最好的技巧精确地完成。

练习 1：深层核心肌群控制

什么时候可以开始？	可以在哪里练习？
术后 3~4 天	在床上或地板上

这是每个人的起点。这个练习的目的是"重新连接"深层腹肌——腹横肌（图 7.7）。腹横肌通常与盆底肌协同工作，所以必须让两者一起工作。激活和连接腹横肌之后才能强化腹横肌。

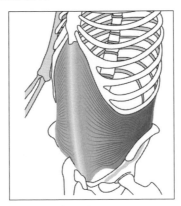

图 7.7　腹横肌

深层核心肌群控制是另一个"内部"练习，从外面看不出有活动的迹象，所以应该没有人知道你在做什么。这是一种将深层腹肌拉向脊柱的感觉。

可以在站着、坐着、躺着或侧卧的时候练习这个动作，每个姿势下面都有说明。可能刚开始的时候感觉很难，但只要不断尝试，就会成功。首先平躺（图 7.8），然后按照下面的说明练习。

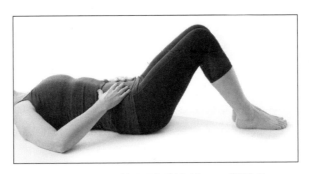

图 7.8　深层核心肌群控制——仰卧位

- 仰卧（躺在床上或地板上），双膝屈曲。
- 把手放在小腹上——感受肌肉的运动。把手指放在距离髋骨 5 厘米的腹部上并按压，能感觉到肌肉的紧绷感。放松身体。
- 深吸一口气。呼气时，想象把肋骨向下拉向骨盆并且轻轻地把腹肌朝向脊柱拉近。想象把两侧的髋骨拉在一起，就像合上一本书。
- 从身体表面看不出有动作发生。
- 保持收缩 2~3 秒，保持呼吸，然后放松。
- 重复 5 次。
- 慢慢增加收缩时间至 10 秒，重复 5~10 次。

也可以侧卧位练习这个动作（图 7.9），按照下面的说明练习。如果你一开始躺着做这个运动很吃力的话，侧卧会比较容易。

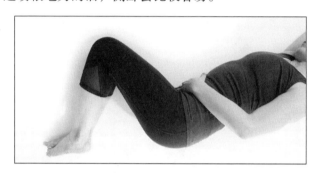

图 7.9　深层核心肌群控制——侧卧位

- 侧卧在床上或地板上，膝关节屈曲。
- 把手放在小腹上——感受肌肉的运动。
- 让腹部在手掌里朝地板的方向下垂——完全放松。
- 然后深吸一口气。呼气时，将肋骨向下拉向骨盆，轻轻地将腹肌向内靠近背部。应该可以感觉到腹部离开手。
- 从身体表面看不出有动作发生。
- 保持收缩 2~3 秒，然后放松。
- 重复 5 次。

还可以坐着练习（图 7.10）。在看电视、乘车、坐着工作或者看电影时，可以练习这个动作。

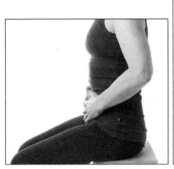
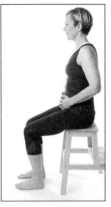

图 7.10　深层核心肌群控制——坐位，注意如何收腹，让腹部远离手

练习2：骨盆后倾（图7.11）

什么时候可以开始？	可以在哪里练习？
术后 3~4 天	在床上或地板上

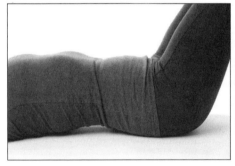
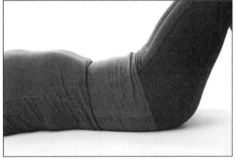

图 7.11　骨盆后倾

- 仰卧屈膝位，放松。
- 轻轻地把背部贴到床/地板上，就像试图用腰去压一颗大豌豆。骨盆后倾，耻骨向胸部移动，使背部平直。
- 试着把肋骨向下拉，缩短腹侧肋骨和骨盆之间的距离。
- 放松腿和臀部，然后维持这个姿势一会儿。
- 回到中立位置。
- 轻缓地重复 5~10 次。
- 变得更强壮时，可以在腹肌用力收缩的同时让骨盆向后倾。

练习3：膝摆动（图7.12）

什么时候可以开始？	可以在哪里练习？
术后3~4天	在床上或地板上

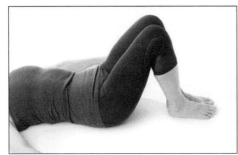 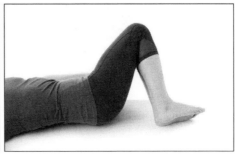

图 7.12　膝摆动

- 仰卧屈膝位，放松。
- 保持双膝并拢。
- 轻轻地将双膝向一侧摆动——开始时只摆动一点。
- 回到中间，向另一侧摆动。不要让对侧的肩膀抬起来。
- 运用良好的技巧并缓慢地控制该动作，利用腹肌把腿拉回中间。
- 重复 10~15 次。
- 变得更强壮时，可以更大幅度地摆动双膝，更有力地收缩腹肌把双膝拉回中间。

练习4：坐位膝抬高（图7.13）

什么时候可以开始？	可以在哪里练习？
术后3~4天	在床上或地板上

- 坐在高椅子上，远离椅背使背部无支撑。
- 锻炼深层腹肌，保持自然呼吸。
- 稳定核心肌群，然后慢慢抬起一侧的脚，距离地面约2厘米。
- 换另一只脚。确保躯干不左右摇晃。
- 有控制地慢慢重复这个动作 10~20 次。始终让腹肌处于运动状态，注意保持呼吸。

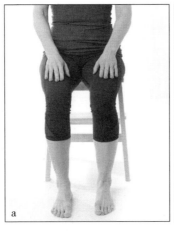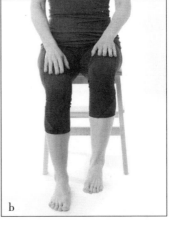

图 7.13 坐位膝抬高：中立坐位（a）和膝抬高（b）

练习 5：四点跪位隆起腰背部（图 7.14）

什么时候可以开始？	可以在哪里练习？
术后 7~10 天	理想的情况是在平坦的地板上

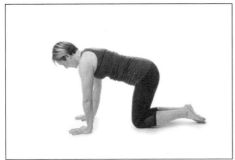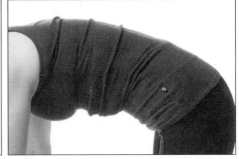

图 7.14 四点跪位隆起腰背部

- 四点跪位，保持背部平坦。如果觉得不舒服，可以在膝下放一个垫子。放松，呼吸。
- 缓慢地收拢骨盆，使腰背部隆起，尾骨向下卷，同时保持头和上半身不动。
- 回到背部中立 / 平坦的位置。
- 重复 10 次。
- 变得更强壮时，可以试着在卷曲的时候锻炼更多的腹肌。

- 如果你不能做到四点跪位，可以站在桌子或厨房工作台旁练习这个动作。

练习6：膝触地（图 7.15）

什么时候可以开始？	可以在哪里练习？
术后 7~10 天	理想的情况是在平坦的床上或地板上

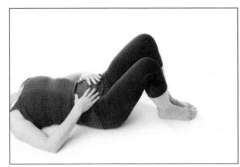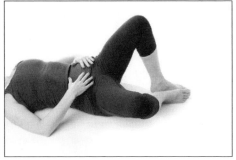

图 7.15　膝触地

- 仰卧屈膝位，放松。
- 收紧深层腹肌——如练习 1 所示。
- 呼吸和放松——保证核心肌群的深度参与。
- 控制骨盆的同时，慢慢地让一侧膝关节朝向床／地板的方向落下。
- 让膝关节回到中间位置，另一侧膝关节重复上述动作。
- 整个过程中保持核心肌群稳定，不要让骨盆左右摇摆或晃动。要非常缓慢地做这个动作。
- 只要没有不舒服，就尽量让膝关节下落。我们的目标不是尝试而是让膝关节能够接触床／地板。
- 重复 12~15 次。

练习7：抬脚（图 7.16）

什么时候可以开始？	可以在哪里练习？
术后 7~10 天	理想的情况是在平坦的床上或地板上

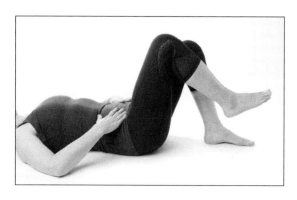

图 7.16 抬脚

- 仰卧屈膝位，放松。
- 收紧深层腹肌——如练习 1 所示。
- 呼吸和放松——保证核心肌群的深度参与。
- 轻轻地把一只脚抬离床 / 地板并维持不动，只抬起一小部分，不超过几厘米。
- 换另一只脚重复上述动作。
- 整个过程始终控制核心肌群。
- 重复 12~15 次。

练习 8：脚滑动（图 7.17）

什么时候可以开始？	可以在哪里练习？
术后 7~10 天	理想的情况是在平坦的床上或地板上

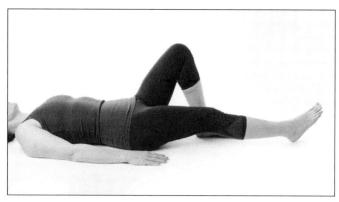

图 7.17　脚滑动

- 仰卧屈膝位，放松。
- 收紧深层腹肌——如练习 1 所示。
- 呼吸和放松——保证核心肌群的深度参与。
- 一只脚轻轻地在床 / 地板上滑动，保持骨盆稳定，直到腿伸直。
- 把脚收回来，另一侧重复上述动作。
- 整个过程始终保持核心肌群的控制。
- 重复 12~15 次。
- 变得更强壮时，可以踮起脚尖再滑动，直到腿伸直与床 / 地板平行。

练习 9：桥式（图 7.18）

什么时候可以开始？	可以在哪里练习？
术后 7~10 天	理想的情况是在平坦的床上或地板上

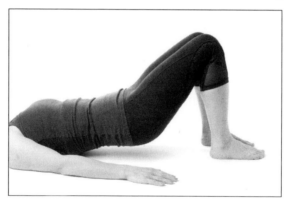

图 7.18　桥式

- 仰卧屈膝位，放松。
- 收紧深层腹肌——如练习 1 所示。
- 呼吸和放松——保证核心肌群的深度参与。
- 轻轻地将骨盆朝胸部方向翘起（后倾），使背部平躺在床 / 地板上。
- 然后向上抬起臀部，看起来就像一座矮桥。不要把臀部抬得太高，否则会感觉不舒服。蹬脚跟，使腘绳肌和臀肌得到锻炼。
- 依次落下每节椎骨，直至骨盆落下。
- 放松，然后重复整个过程 5~10 次。
- 变得更强壮时，可以试着在整个运动过程中把腹肌收缩得更紧。

这些运动什么时候做？多久做一次？

- 每天 3 次，每次做 3 个动作，每次选择不同的动作混合练习。

- 不必一次做完所有的运动，少量多次往往是最好的。

- 大多数人可以在腹部手术后 3~4 天开始做这些运动，或者在第一周内开始也可以。

- 温和地开始，并且循序渐进。

- 如果运动后感到很痛或不舒服，需要休息几天再练习，减少运动的次数并且使动作更轻缓一点，让它慢慢地恢复。

- 做这些运动的理想时间是早晨起床前或者晚上看电视时。除了坐位膝抬高，其他的都可以在床上或地板上进行。

你现在有多大信心？

现在你已经尝试过这些运动，请再次给自己的自信心打分。

- 你对核心肌群锻炼有多大信心？

1	2	3	4	5	6	7	8	9	10
一点也不自信									完全自信

回顾一下你在本章开头的分数，比较它们有何不同。我希望分数能上升，这会让你对核心肌群锻炼更有信心。

使用笔记

有些人觉得把自己做的事情和感受写成"恢复日志"很有帮助，可以参考下表使用笔记本或电子表格来记录。

假设你的目标是每次做 3 个动作，每天练习 3 次。把你做的事情和感受都记录下来，可以记录的信息包括步行距离和一些进步的笔记，如下所示。

	星期一	星期二	星期三	星期四	星期五	星期六	星期日
1	膝抬高 ×20 脚滑动 ×20 膝触地 ×20						
2	坐位膝抬高 ×20 膝摆动 ×20 桥式 ×20						

	星期一	星期二	星期三	星期四	星期五	星期六	星期日
3	膝抬高 ×20 脚滑动 ×20 膝触地 ×20						
笔记	确实变得更强壮。感觉比上周好。锻炼20 次而不是 10 次						
步行	用 20 分钟去 Sam 家并返回						

步行

在术后或化疗期间，你能做的最好的事情之一就是出去走走。走，走，再走！

步行可以促进全身的血液循环，防止腿部肌肉萎缩，有助于维持身体的灵活性、平衡性和整体状态。没有什么比呼吸新鲜空气更有助于恢复了。如果你能走得更快，使你的心率加快，你的心血管也会受益。

如果你做了手术，护士和物理治疗师会让你每天在病房里走来走去，现在你回家了，需要继续做同样的事情。

将你的散步情况记录到日志中，如上表所示。你很快就能发现你真的进步了，变得更强壮了，并且开始感觉更好了。

这里有一些非常好的步行技巧。

- 少量多次往往是最好的。把步行 10 分钟作为首次目标，即使只是绕着小区走几圈也很好。或者每天为自己设定一个小目标——走到邮筒 / 下一个灯柱，或者别的建筑物，达成目标后的成就感是巨大的！
- 试着每天走两次短途。一开始你可能感觉像是"拖着双腿走路"，但坚持下去，你会发现它不那么难了。
- 随着慢慢恢复，最终你每天能步行 20 分钟以上。
- 在化疗期间，你可能会发现有些日子也不那么难熬。即使你不喜欢走路，也要坚持下去。即使你真的觉得累了，为了能到外面呼吸一些新鲜空气，也要试着去花园或当地的公园溜达溜达。
- 虽然我不是一个狂热的科技迷，我仍认为计步器或应用程序是有用的，它可以激励和鼓励你进步。

- 不要把每天 1 万步设为目标，而要看看如何每天增加步数。从每天增加 250~500 步开始。例如，如果你第一天走了 1500 步，第二天的目标可以是 2000 步。
- 显而易见的是，穿运动鞋不仅比较舒服，还能提供较好的抓地力，能帮助你走得更快，而且比其他鞋更安全。即使你只是在街上转悠，系鞋带也能让你感觉更有意义、更加自信。
- 走路姿势要端正：抬头挺胸，避免弯腰驼背或挺肚子。昂首挺胸的走路姿势可以很好地锻炼核心肌群。
- 找朋友陪伴和鼓励——安排一个特定的时间与朋友见面，会帮助你坚持到下一个计划。
- 如果一个人出去，请带上手机。
- 当你变得更强壮、更健康时，试着走得更快，这样你的心率就会增加，并且你会有点喘不过气。
- 最难的部分是出门。所以，即使在你不想出门的时候，也要给自己一点鼓励。那些恰恰是你最需要出门活动的日子。

要点

- 对每个人来说，核心肌群锻炼都是术后恢复的重要部分。做这种运动的患者通常会感觉自己好多了——变得更自信，更有控制感。
- 许多人在听说可以在手术后 3~4 天开始这些运动时都感到惊讶。这是来自英国造口护理护士协会的临床指导和建议，但不是每个护士或外科医生都熟悉。如果他们不熟悉，可以请他们阅读相关指南[1]或向他们推荐本书。
- 完全休息对任何人都不是最好的。大多数人被建议回家以"静息状态"保持 6 周。这并不是一个好建议，因为人们会按照字面意思理解它，然后坐在沙发上或躺在床上休息。这种方式让你感觉自己像个"病人"并且增加恐惧－逃避反应，而且可能会让身体恶化。相反，应该考虑"积极的恢复"，使温和的运动和适当的休息达到平衡。在恢复期间，每天都要保持运动，短短 10 分钟的步行和核心肌群锻炼真的会帮助你重建身体和心理。
- 步行，步行，再步行。步行是术后能做的最好的事情。
- 每个人的恢复方式都不一样，也没有"一刀切"的解决方案。你必须关注自己的身体状态，时不时地给自己一点压力，但如果你觉得自己太累了也要休息一下。

第八章
高阶核心肌群锻炼和常规体能锻炼

本章介绍可以在家中进行的较高阶的核心肌群锻炼和一系列常规体能锻炼，以及改良的各种你以前经常做的剧烈运动等。

开始进行本章锻炼前，无论你曾经多么健康，都请确保先从"核心肌群锻炼1"（详见第七章）开始，并在舒适状态下进行"核心肌群锻炼1"中的所有练习。

你可在术后2~4周开始本章的锻炼，如果你接受了重大的手术或之前从未进行过核心肌群锻炼，可延后开始。

首先，快速简要回顾一下本章锻炼的重要性：

- 增强直接因手术而减弱的肌肉力量——尤其是腹肌等核心肌群。
- 重树对自己身体的信心，减少对活动的恐惧。
- 更快地恢复及回归日常生活（抬举、购物等）和工作。
- 提高全身力量，尤其在手术和卧床休息之后。
- 为以后的活动打下"基础"，尤其是对于那些想要重新回归体育运动、锻炼和活动的人们。
- 降低将来可能出现问题的风险——有很多证据表明，强大的核心肌群可能有助于降低出现并发症或疝气的风险。

运动恐惧症和对身体的不信任

运动恐惧症是指对运动感到恐惧。我们在身体有疼痛时会害怕运动，认为运动会使情况变得更糟。运动恐惧症在手术或受伤后很常见，即使我们的身体已经恢复，它也会使我们出现长期制动以及疼痛加剧。当我们生病时，我们也会对自己的身体失去信心并感到沮丧——这会导致对身体的不信任感。任何运动都可能使情况恶化或引起疼痛。这就是术后再次开始运动且重建对身体和运动的信心如此重要的原因。任何形式的康复和运动计划都可以打破这种回避恐惧的循环，并有助于恢复信心。

核心肌群锻炼 2　高阶核心肌群锻炼

你可以尝试以下七个简单的锻炼。

- 膝关节绕环。
- 球 / 毛巾辅助桥式。
- 半身超人式。
- 全身超人式。
- 半身死虫式。
- 全身死虫式。
- 腿抬高桥式。

若你对如何进行这些锻炼存在疑问，请咨询有资质的私人教练（最好是接受过产后康复培训的私人教练，因为他们往往最理解核心肌群的康复锻炼）、肿瘤物理治疗师或普拉提教练。

练习 10：膝关节绕环（图 8.1）

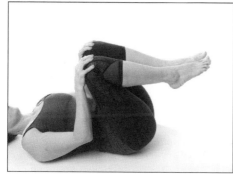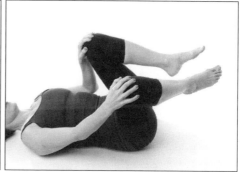

图 8.1　膝关节绕环

- 仰卧位屈膝，放松。
- 用双手抬起双腿，每次将一侧膝关节靠近胸廓。
- 收紧深层腹肌——如第七章练习 1 所示。
- 双手分别放在同侧膝关节上。
- 一侧膝关节非常缓慢地画圈，就像在天花板上画 "0"。画圈范围越大，难度越大。
- 重复 10 次，然后朝向相反的方向再画圈 10 次。

- 换另一侧膝关节重复上述运动。
- 通过画更大的圈来增加锻炼难度，但要维持腹部和骨盆的控制。

练习 11：球 / 毛巾辅助桥式（图 8.2）

需要一个毛巾卷或一个小的柔软的普拉提球辅助完成这个锻炼。

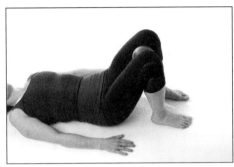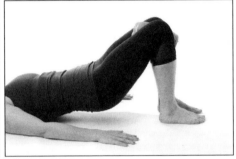

图 8.2　球 / 毛巾辅助桥式

- 仰卧屈膝位，放松。
- 将球 / 毛巾卷放于两膝之间。
- 收紧深层腹肌。保持呼吸、放松——保持核心肌群的深度参与。
- 轻轻地将骨盆向胸部倾斜，背部平放于地板 / 床上。
- 然后抬起臀部并向上做低位桥式。臀部不要抬起过高以免感到不适。下蹬足跟，使腘绳肌和臀部肌肉一起参与运动。
- 同时，轻轻夹紧两膝之间的球 / 毛巾卷。维持该姿势 1~2 秒。
- 慢慢下落，依次落下每节椎骨，最后落下骨盆。
- 放松。重复整个过程 5~10 次。
- 随着肌力的增强，尝试在整个运动过程中使腹部收缩更紧，将球 / 毛巾卷夹得更紧，并维持这个姿势 10 秒。

练习 12：半身超人式

【手臂悬空半身超人式】

- 从四点跪位开始。确保双手处于双肩正下方，双髋处于双膝正上方，类似四点支撑位。
- 深层腹肌参与躯干的控制。保持肩膀坚挺稳定。

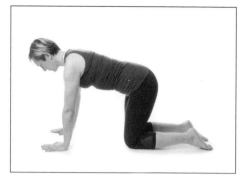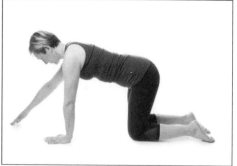

图 8.3　手臂悬空半身超人式

- 慢慢将一只手的指尖向前滑并保持手臂伸直。不要移动双膝、双腿，也不要塌肩。
- 滑动手，直到手指刚离开地板，稍做停留后将手移回起始位置（图 8.3）。
- 对侧重复上述运动。
- 维持核心肌群稳定。想象背上有一杯水，需要保持平衡使水杯不掉下来。
- 共重复 20 次。

【腿悬空半身超人式】

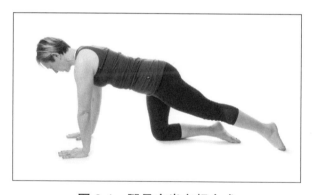

图 8.4　腿悬空半身超人式

- 从四点跪位开始。确保双手处于双肩正下方，双髋处于双膝正上方，类似四点支撑位。
- 深层腹肌参与躯干的控制。
- 慢慢滑动一只脚，逐渐伸直腿。
- 滑动脚至腿伸直、脚刚离开地板，稍做停留（保持 1 秒）（图 8.4）。然后慢慢回到起始位置。

- 对侧重复上述运动。
- 维持核心肌群稳定。想象背上有一杯水，需要保持平衡使水杯不掉下来。
- 共重复 20 次。

练习 13：全身超人式（图 8.5）

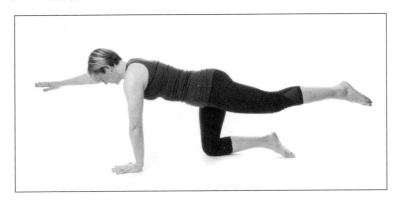

图 8.5　全身超人式

- 掌握"半身超人式"后再进行"全身超人式"练习。"全身超人式"需要手臂和腿一起运动。
- 从四点跪位开始。确保双手处于双肩正下方，双髋处于双膝正上方，类似四点支撑位。
- 深层腹肌参与躯干的控制。
- 同时缓慢滑动左腿和右手臂，直到手和脚都离开地板。
- 维持平衡，稍做停留并控制躯干稳定——这非常重要。请勿过度伸展手臂和腿。控制在这个动作中很重要。
- 有控制地使手臂和腿回到起始位置。
- 对侧重复上述运动。
- 维持核心肌群稳定。想象背上有一杯水，需要保持平衡使水杯不掉下来。
- 共重复 20 次。

练习 14：半身死虫式（可选择用球辅助）（图 8.6）
如果你想手握重物完成这个动作，可以手握普拉提球（0.5 千克）或重约

0.5~1 千克的小物体。如果没有，可以每只手拿一瓶矿泉水。

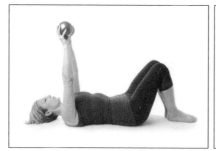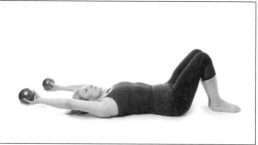

图 8.6　球辅助半身死虫式

- 仰卧屈膝位。
- 手臂伸直，保持在胸部上方——可以手持重物。
- 深层腹肌参与呼吸控制。
- 有控制地将手臂向头侧摆动，从头上方放至地板上——可以进行单侧手臂运动，也可以双侧手臂一起运动。
- 使肋骨向下运动并维持核心肌群稳定。
- 手臂回到起始位置。如果是单侧手臂运动，另一侧手臂重复同样的动作。
- 共重复 20 次。

练习 15：全身死虫式

- 仰卧屈膝位。
- 深层腹肌参与，呼吸。
- 有控制地将一只手臂抬起过头放在地板上——同时伸直对侧腿。
- 使肋骨向下运动并维持核心肌群稳定。
- 回到起始位置。对侧重复同样的动作。
- 共重复 10 次（图 8.7）。

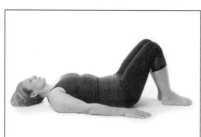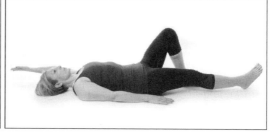

图 8.7　全身死虫式

- 可以每只手握一个小重量的物体加大动作难度（图 8.8）。

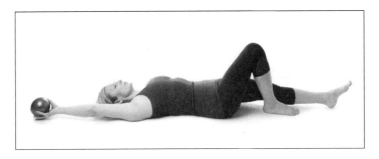

图 8.8　手持重物辅助下全身死虫式

练习 16：腿抬高桥式（图 8.9）

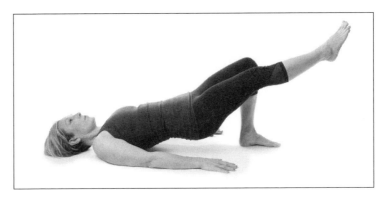

图 8.9　腿抬高桥式

- 仰卧屈膝位，放松。
- 收紧深层腹肌。保持呼吸、放松——但要保持核心肌群的深度参与。
- 轻轻地将骨盆向胸部倾斜，将背部平放在地板／床上。
- 然后抬起臀部并向上做低位桥式，如图 7.18 所示。不要抬起过高以免感到不适。
- 慢慢地、有控制地伸直一侧腿。下蹬另一侧足跟，使腘绳肌和臀部肌肉一起参与控制。保持骨盆的高度。
- 维持这个姿势 10~20 秒。
- 返回桥式姿势，然后慢慢依次落下每节椎骨，最后落下骨盆。
- 放松。每侧重复整个动作 5~10 次。

常规体能锻炼 / 身体素质锻炼

这一部分介绍 14 个简单的运动供你尝试。你不需要一次练习全部的 14 个运动。这些全身运动适合所有人。如果喜欢，你甚至可以在家中穿着拖鞋练习！

常规体能锻炼是改善平衡功能、柔韧性、肌力和核心控制的组合运动——非常适合因疾病导致的肌肉萎缩、感觉身体有些不适或者肌肉经常紧绷或虚弱的人群。它们会融入你的日常活动中，如购物、遛狗、做家务或只是日常抬高和转移。如果你想更有活力或重新开始你喜爱的运动，这些常规体能锻炼可以帮助打下基础。

你不需要定期做所有运动，只需将它们至少全部尝试一次，然后观察哪种运动最适合你。它们是为特定情况如术后、卧床休息或在治疗期间有问题的人群设计的。请专注于你最需要的运动。

制订个人运动计划

如何知道什么运动适合自己呢？下面介绍了一个非常简单的方法，它可以帮助你确定身体的哪些部位需要一些治疗性生活方式改善（therapeutic lifestyle changes，TLC）。

在身体轮廓图上标记出你所关注的身体部位——你感到有些僵硬、紧绷、虚弱或酸痛的地方。然后查看本章中的运动，并将它们与轮廓图上标记的部位进行匹配。

关注的身体部位	选择的运动
腿部虚弱无力	坐 – 站锻炼（练习 23） 提踵（练习 20）
大腿紧绷，可能伴随膝关节疼痛	股四头肌泡沫轴锻炼（练习 29） 坐 – 站锻炼（练习 23）
腹部虚弱无力	腹部核心锻炼（第七章，核心肌群锻炼 1）
骨盆和臀部周围僵硬 / 酸痛	按摩球辅助臀部锻炼（练习 30） 弹力带辅助桥式（练习 26）

这只是一个例子。自行锻炼，然后根据自己身体的需求，制订自己的锻炼计划并选择合适的运动。

通读下面的内容，进行尝试，然后制订自己的锻炼计划。每天选择 3~4 个运动组合在一起，在每天打电话、刷牙、等待水烧开时重复几次。

关注的身体部位	选择的运动

把你进行的锻炼以及锻炼的进展记录在恢复日志里。

练习 17：旋转

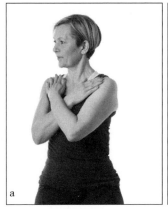 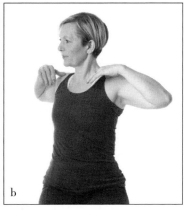

图 8.10　旋转

这个运动能缓解背中上部的紧张感，且非常适合已经卧床了一段时间或接受了腹部手术的患者。可以早上在床边尝试这个运动。选择适合自己的姿势。

【姿势 1】

• 在椅子上或床边坐直。

• 双臂在胸前交叉。

• 保持髋关节始终朝向前面。

• 挺直身体，上半身缓慢向右旋转，然后缓慢向左旋转。

- 尽你所能旋转至最大幅度——保持肩膀下沉。
- 应该可以感到背中上部紧张。
- 有控制地缓慢重复 20~30 次（图 8.10a）。

【姿势 2】
- 将手指放在肩膀上，肘部向两侧外展。
- 保持髋关节始终朝向前面。
- 挺直身体，上半身缓慢向右旋转，然后缓慢向左旋转。
- 尽你所能旋转至最大幅度——保持肩膀下沉。
- 应该可以感到背中上部紧张。
- 有控制地缓慢重复 20~30 次（图 8.10b）。

练习 18：坐位腿伸展

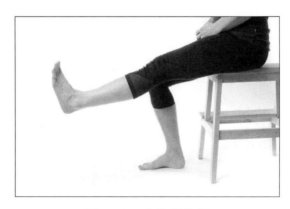

图 8.11　坐位腿伸展

这个运动有助于强化大腿股四头肌肌力。
- 在椅子上或床边坐直。
- 缓慢伸直一条腿，你可以感觉到大腿肌肉在收缩，然后背屈脚趾——向大腿的方向勾脚。
- 在最大趾背屈位稍做停留，绷紧大腿肌肉，然后返回到起始位置。
- 重复 10~20 次。对侧腿重复以上动作（图 8.11）。
- 如果需要，可以在脚踝处增加 1 千克的重物进行强化锻炼。

练习 19：站立位臀部绷紧
在床上或沙发上待过一段时间后，锻炼臀部（屁股）肌肉显得尤为重要。

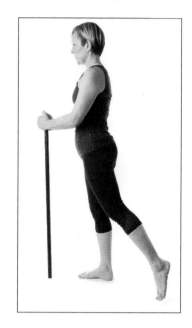

图 8.12　站立位臀部绷紧

- 直立位，扶住物体来保持平衡。

- 脚趾稍向斜后方伸出点地。

- 将脚趾抬离地面约 5 厘米，感受臀部肌肉的收缩。

- 夹紧臀部肌肉并一点点地抬高腿部。

- 确保"站立"腿的髋关节不会偏向侧面；保持肌肉紧绷。

- 重复 20 次。对侧腿重复上述动作（8.12）。

练习 20：提踵

在治疗和卧床休息期间 / 之后，小腿肌肉会迅速萎缩。通过此练习可以重建小腿肌肉力量。

- 直立位，手扶前面的物体（椅子或工作台）来保持平衡。

- 慢慢地抬起足跟。

- 确保维持直立的体位，让自己"向上"而不是"向前"。

- 保持腹部肌肉收缩来阻止向前摇摆。

- 返回中立位（图 8.13）。

- 20 次 / 组，3 组 / 天。

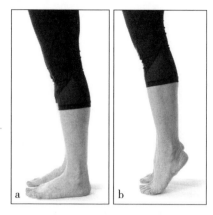

图 8.13　中立位（a）；提踵（b）

注意——确保足跟不向外侧倾斜，踇趾抬高不能如图 8.14 所示。

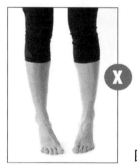

图 8.14　提踵——避免！

练习 21：原地踏步

这个运动有助于提高平衡功能和增强腿部力量，特别是在感觉有些虚弱的情况下。

- 直立位，手扶物体（椅子或工作台）来保持平衡。
- 从地板上慢慢抬起一只脚，保持该姿势，然后将其放回；另一侧重复同样的动作。然后开始连续的原地踏步（图 8.15a）。
- 保持良好的平衡和臀部控制——避免臀部和上半身左右摇摆。
- 为了提高难度，可将膝关节抬得高一些，并配合手臂摆动（图 8.15b）。
- 20~30 次 / 组，3 组 / 天。

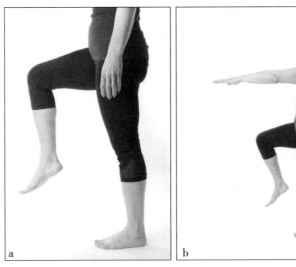

图 8.15　原地踏步

练习 22：表盘式平衡练习

这个运动有助于提高平衡和协调能力，增强腿部力量。先从手扶物体保持平衡开始，直到可以像图 8.16 那样变得力量更强，站得更稳。

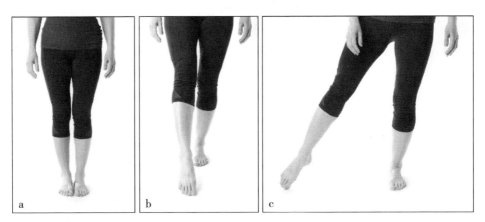

图 8.16　表盘式平衡练习。a. 起始位；b. 脚趾指向 12 点钟方向；c. 脚趾指向 9 点钟或 3 点钟方向

- 直立位，手扶旁边的物体（椅子或工作台）来保持平衡（图 8.16a）。
- 单脚站立保持平衡，并稍微弯曲膝关节，保持上身直立。
- 这个运动类似于用脚指向假想的时钟上的位置。
- 脚趾指向时钟上的 12 点钟方向（图 8.16b），然后指向 9 点钟或 3 点钟方向（图 8.16c），再指向 6 点钟方向，然后回到起始位置。另一条腿重复上述动作。

- 每侧重复 5~6 次。
- 随着变得更强，站立更稳，可以尝试不用手扶物体完成运动。

练习 23：坐 – 站锻炼

在癌症治疗期间，腿部力量通常会减弱。每天进行坐—站锻炼可保持双腿强壮。这是一个任何时候都可以在家中进行的非常简单的锻炼。做这个运动时只需要一把椅子。这是最实用的功能性锻炼之一，几乎适合所有人（图 8.17）。

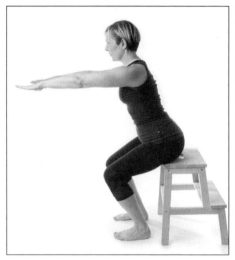 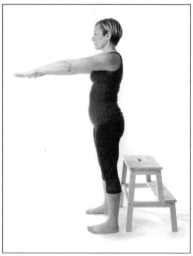

图 8.17　手臂前平举坐—站锻炼

- 坐在椅子上，双侧手臂交叉前伸或前平举。如果觉得有点不平衡，请确保旁边有支撑物。
- 双脚分开与双髋同宽，并牢固地放在地板上。
- 深吸一口气，然后用双腿的力量站起并呼气。呼气非常重要，因为这可以减少腹内压和盆腔内压。
- 稍做停留，慢慢降下身子，仅短暂接触椅子而不坐下，然后再站起来。
- 确保双膝伸直，位于双足的正上方以避免膝过伸。
- 如果身体虚弱或刚刚做过手术，请在每次坐—站锻炼之间坐下休息一会儿。
- 刚开始时尝试 3~5 次 / 组，3 组 / 天。
- 随着变得更强，可以增加到 10~20 次 / 组。

练习 24：手握球下蹲（图 8.18）

可以选用普拉提球；如果没有普拉提球，可徒手或用瓶装矿泉水。

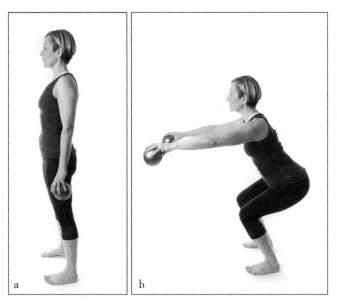

图 8.18 中立位（a）；手握球下蹲——膝关节在足趾正上方（b）

- 手握 0.5 千克重的普拉提球或小重物。
- 身体直立，手持重物放在身体两侧。
- 双足分开与肩同宽。
- 下蹲的同时上举手臂至胸部高度。
- 确保双膝位于足趾正上方，不要向双足内侧旋转。
- 稍做停留。重复 10~15 次。

练习 25：球辅助相扑式深蹲

可选用普拉提球；如果没有普拉提球，可徒手或用瓶装矿泉水。本练习与之前的锻炼略有不同，目的是锻炼臀大肌（臀部肌肉）和大腿内侧肌肉（图 8.19）。

- 手握重 0.5 千克的普拉提球或小重物。
- 双足分开，宽于双膝站立。
- 向后方蹲下，类似坐回脚跟正上方——手持重物，手臂下垂。
- 确保双膝维持一定宽度，不要向双足内侧旋转。
- 随着深蹲锻炼感受臀大肌（臀部肌肉）的收缩。

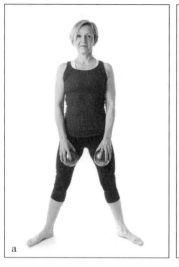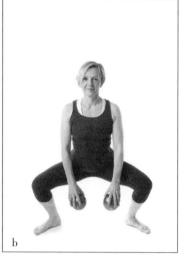

图 8.19　中立位（a）；双手持球相扑式深蹲——双膝分开（b）

- 稍做停留。重复 10~15 次。

练习 26：弹力带辅助桥式

这个练习需要在大腿下部绑一条弹力带。可以选择阻力小的或中等阻力的弹力带，并将其放置在膝关节上方，如图 8.20 所示。

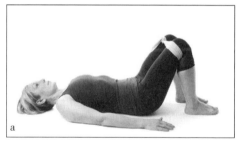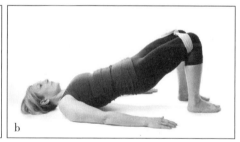

图 8.20　中立位（a）；桥式（b）

- 仰卧屈膝位，放松。
- 收紧深层腹肌——如第七章练习 1 所示。
- 保持呼吸、放松——保持核心肌群的深度参与。
- 轻轻地将骨盆向胸部倾斜，将背部平放在地板 / 床上。
- 抬起臀部做低位桥式。臀部不要抬起过高以免感到不适。下蹬足跟，使腘绳肌和臀部肌肉一起参与控制。

- 抬起时，膝关节向外拉开弹力带。保持这个姿势片刻。
- 慢慢依次落下每节椎骨，最后落下骨盆。
- 放松。重复整个过程 10~15 次。
- 变得更强时，可以在整个运动过程中使腹部收得更紧一些。

练习 27：弹力带辅助深蹲

这个练习需要在大腿下部绑一条弹力带。可以选择阻力小的或中等阻力的弹力带，并将其放置在膝关节上方，如图 8.21 所示。

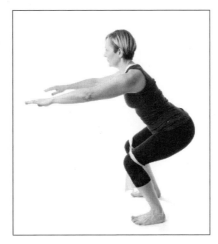

图 8.21　弹力带辅助深蹲——膝关节在足趾正上方

- 直立位，弹力带绑在膝关节上方。
- 双足分开与肩同宽。
- 下蹲的同时向外拉弹力带。
- 确保双膝位于足趾正上方，不要向足内侧旋转。
- 稍做停留。重复 10~15 次。

练习 28：风车运动

这是一个很好的旋转运动，有助于缓解中上段脊柱的紧绷感。可以在床上或地板上进行练习（图 8.22）。

- 左侧卧位，膝关节屈曲，双侧手臂于胸部正前方伸直并拢。
- 左侧手臂放在地板上，双膝朝向前方（左侧）。

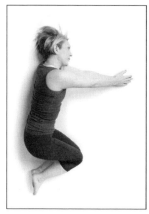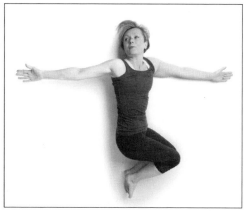

图 8.22 风车运动

- 慢慢抬起右臂并越过身体移到身体右侧的地板上。保持手臂伸直。
- 保持肩膀下沉，臀部固定不动。
- 保持这个位置，但要尽力保持舒适。如果你接受过腹部手术，不要一开始就拉伸得太远，可以逐渐增加拉伸时间。
- 你应该可以感觉到整个胸部的拉伸，以及中上段脊柱的僵硬感。
- 然后慢慢回到起始位置，每侧重复 3 次。

练习 29：股四头肌泡沫轴锻炼

卧床休息和手术后，大腿肌群（股四头肌）和髋屈肌紧绷很常见。这会导致背部和膝关节疼痛。用泡沫轴轻轻自我按摩可以放松肌肉（图 8.23）。先使用较软的泡沫轴，习惯后可以逐渐过渡到硬一些的泡沫轴。不要低估这个锻炼的有效性。

- 面朝下，将泡沫轴放在一侧大腿的下方，膝关节稍上方。
- 对侧膝关节弯曲并向一侧伸出以支撑身体。

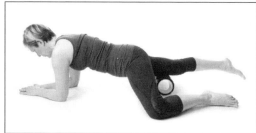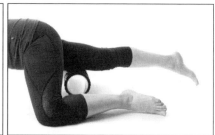

图 8.23 股四头肌泡沫轴锻炼

- 用肘部支撑自己，保持背部挺直。
- 呼吸，放松整个身体。
- 使泡沫轴轻柔缓慢地在大腿下方滚动——一小段一小段地来回滚动而不是快速滚动。
- 寻找所有紧绷部位——让泡沫轴在紧绷部位来回滚动，多放松该部位。
- 如果很痛，可将脚趾放在地板上以减轻压力。
- 每侧放松 1~2 分钟。

练习 30：按摩球辅助臀部锻炼

手术或卧床休息后，盆底肌和臀部肌肉会感到紧绷。使用按摩球轻轻地按摩可以降低张力。它对任何腰背部疼痛都可以产生很大的影响。找一个特殊的按摩球——橡胶长曲棍球是理想的选择，可以很容易买到。

用肘部支撑自己，并将按摩球放在臀部下方，如图 8.24 所示。

- 轻柔缓慢地在按摩球上移动并按摩所有紧绷部位——保持呼吸并在按摩球上缓慢地移动。
- 按摩球停在"胀痛点"处并放松——保持呼吸。
- 如果过于疼痛，可尝试将球放在你和墙壁之间，并把球压在墙壁上进行练习。
- 每侧 30~60 秒，然后逐渐增加时间。

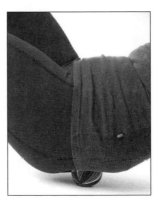

图 8.24　按摩球辅助臀部锻炼

对于那些更加活跃的人——恢复体育运动 / 正常锻炼

本部分针对想要重返健身房或体育运动并且已经恢复更多活力的患者。

随着运动的进阶，需要考虑你的运动方式和曾接受过的手术。你可能想对一些动作做出调整或修改来适应身体的变化。即使你已经很健康了，也不要低估治疗和手术对身体的影响。从这些轻柔的动作开始，然后再进行日常锻炼和运动。把这看作是再次重建你的基础。

调整腹内压

如第四章所述，如果你有造口或大的切口，尤其是处于恢复早期，请谨慎使用传统的核心肌群锻炼方法，并学习如何改良或适应它们。通常认为腹内压反复增高会增加造口或旧切口附近疝气的发生风险。特定运动和锻炼可能会增加腹内压，对盆腔或腹壁造成过大的压力。

至少在最初的锻炼阶段要避免以下情况：

- 姿势不当 / 过度负重抬举。
- 腿部推举 / 过度负重深蹲。
- 运动时屏气。
- 等长收缩的支撑体位（张力变化但无明显的肌肉收缩运动），如平板支撑。
- 全身引体向上。
- 肢体末端抗阻锻炼或拉索锻炼。
- 直腿式卷腹和双腿抬高式卷腹。
- 直腿抬高。
- 完整的俯卧撑锻炼。
- 健身球锻炼、腹肌锻炼、健腹轮锻炼。

这并非意味着再也不能进行这些锻炼，而是要注意盆底和腹壁的感觉，如果感觉不适，应调整或避免锻炼。注意腹部是否有膨胀感或压力感。如果感觉无法控制或有任何不适，停下来，改良后再进行适应性锻炼。

改良的方法可包括：

- 减少负重。
- 改善呼吸技巧——不要屏住呼吸；用力呼气。
- 要在举重器械上做同样的锻炼，而不是手持自由重量物体锻炼。

- 让负荷更靠近身体中心。
- 使运动动作更"独立"，而不是大幅度的复合运动。例如，选择坐位肱二头肌屈曲而不是全身引体向上。
- 仰卧位（背部着地）运动，而不是俯卧位（面朝下）运动。

调整呼吸
- 调整呼吸是降低腹内压首要的也是最重要的方法。
- 如果你想在健身房练习举重或在工作环境中抬举重物，那么请考虑一下合适的姿势并尽可能多地使用肢体完成。
- 做动作时保持呼吸——在任何抬举/用力时呼气。呼气有利于降低腹内压。
- 尽量避免在抬举或维持姿势时屏气。

例如，如果做俯卧撑，则应该在下降身体时吸气，在撑起身体远离地板时呼气。在该锻炼中撑起身体是"用力"的，因此在撑起身体时要用嘴呼气。

在日常抬举中，如将狗抱起放在车中。可以弯曲膝关节，双臂抱住狗，然后在抱起时收缩腹部呼气。使狗靠近身体，并考虑用胳膊和腿来完成。

经典核心肌群锻炼——改良版

在本部分，我将告诉你如何"改良"一些经典的核心肌群锻炼，使其更加安全并能降低腹内压。另请参阅第四章"带着造口运动和活动"。

【平板支撑】

尽管平板支撑很受欢迎，但我并不是它的忠实拥护者。平板支撑，尤其是手和脚同时参与的完全平板支撑（图8.25）会对身体产生很大的压力，会增加腹内压并下传到盆底和腹壁。

也就是说，有很多人喜欢做平板支撑，这没有问题。但在某些特定情况下你可能很难完成半板支撑。因此，我为不适应平板支撑、接受过腹部手术、有造口、接受过盆底手术、由于药物或放疗使盆底肌变弱的人设计了一种"改良"版的平板支撑。

如果你患有疝气或盆腔器官脱垂，你可能也不能练习改良平板支撑。还有许多其他方法可以安全地强化核心肌群。但仍要观察你自身的感觉。

与往常一样，注意膨胀感或压力感，有这种感觉时应停止练习。

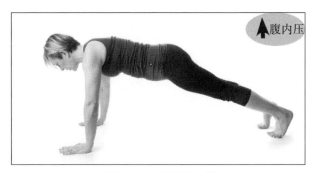

图 8.25　平板支撑

【改良平板支撑】

改良平板支撑（图 8.26）不仅仍然有效，而且安全性高，压力也小。俯卧位开始，肘部放在肩膀下方，然后将臀部从地板上轻轻抬起，直到感觉到腹部收缩。不要抬得更高。这是非常轻柔的抬臀动作。保持呼吸，降低躯干，然后重复。尝试重复 5~10 次，但每次只需维持几秒。保持呼吸。

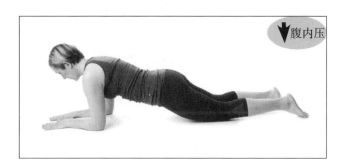

图 8.26　改良平板支撑

【卷腹】

抬高腿部并抬起头部的经典卷腹运动可对腹壁和盆底产生相当大的压力。请注意图 8.27 中的腹部凸起，故可能需要进行改良。

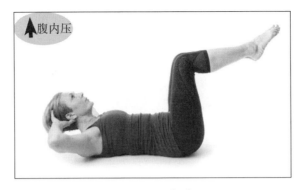

图 8.27　卷腹

【改良卷腹】

为了使动作更安全，请保持双腿伸直，使深层腹肌参与，然后缓慢抬起头和肩膀。注意在有造口的腹部如何安全卷腹，如图 8.28 所示，腹部是平坦的，没有凸起。这种细微的改良不仅降低了腹内压，而且有效，腹肌可以以类似的方式收缩。专注于控制及深层肌群运动，你会感觉到它在收缩。尝试重复 10~20 次。

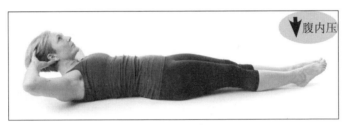

图 8.28　改良卷腹

【直腿抬高或空中踩单车】

这两个锻炼都会给腹壁和盆底造成过大的压力。在图 8.29 和图 8.30 中，你可以清楚地观察到腹部隆起。

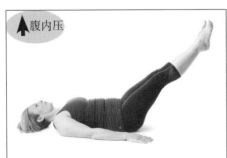

图 8.29　直腿抬高

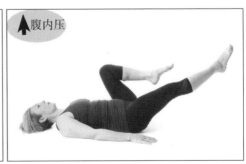

图 8.30　空中踩单车

【改良空中踩单车】

为安全起见，一侧膝关节屈曲并将脚放在地板上，另一侧膝关节屈曲上抬，如图 8.31 所示。然后轻轻地卷腹，双手放于身体两侧或头部后面。这种改良只是降低了压力，意味着你只需对经典的核心肌群锻炼稍做调整即可。重复 10~20 次。

总而言之，我并不是要你拒绝任何这类锻炼，而是讨论在锻炼中有压力感时如何调整可以使其更适合你。简单的改变可能产生巨大的不同。你可以变得更强并进行一些更具挑战性的锻炼，特别是高级普拉提或瑜伽课程。在进行任何有挑战性的锻炼之前，你可以先感受一下，然后进行调整与改良，这会使你更强壮。

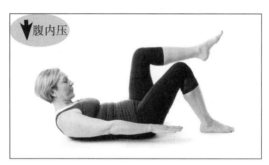

图 8.31　改良空中踩单车

付诸实践

我理解锻炼中有很多事情需要考虑，我也列出了很多锻炼类型。请不要慌张——你无须定期尝试所有锻炼。找出适合自己的锻炼并专注于它们，做自己每天可以管理的事情。

考虑你的需求并选择适合你的锻炼。你的双腿是否比以前更虚弱？你的肌肉已经萎缩了吗？你是否感到核心 / 腹肌虚弱？你是否为自己的平衡能力和处理日常活动的能力担心？优先选择你感觉最需要帮助的部位进行锻炼。

如果你与健身教练或物理治疗师一起锻炼，请给他们看这本书，征求他们的意见，寻求他们的帮助以便为你选择正确的动作。

要点

• 你不必练习本章中提及的所有运动，只需选择最适合自己的运动并组合搭配。

- 少量多次运动是最好的——每天 3~4 次。每小时可以选择一项运动。
- 手术部位周围的一些轻微不适／紧绷是正常的，轻柔的拉伸感或肌肉的收缩也是正常的。如果你感到剧烈疼痛或第二天仍感到疼痛，则应退回上一级强度或改良在进行的运动。如果你不确定运动是否会使疼痛加剧或出现异常反应，应咨询医生、护士或物理治疗师。
- 将日常活动和锻炼结合在一起——这样你就可以同时完成多个任务。例如，坐在车上或看电视时进行盆底肌锻炼；在等水烧开时可以进行下蹲锻炼或坐－站锻炼；刷牙时可以原地踏步。
- 尽量不要将它视为"锻炼"，而应将其融入日常生活。
- 化疗和放疗意味着要在医院里坐着等待很长时间。想一下坐在候诊室时可以练习的动作——即使只是肩关节旋转，收紧核心肌群或踝泵锻炼。
- 尝试多活动一点，即使你不太喜欢活动；一点点轻柔的活动都会使你感觉更好。
- "腹内压"的概念对任何接受过腹部手术的人，尤其是接受过造口手术的人都非常重要。密切注意，在腹部有膨胀感或压力感时，需要对锻炼或活动进行改良以减轻压力。
- 把你每天进行的锻炼、每天锻炼的次数，以及有关进度和锻炼后的感觉等记录在恢复日志里。
- 请记住，这些小锻炼构成了你未来活动的基础，有助于你建立信心并恢复身体活动。

第四部分
饮食和生活方式

第九章
营养健康和补水

本章由注册营养师 Sophie Medlin 进行了认真审阅。Medlin 是一位肠道和造口术后营养方面的专家，同时也是网站 www.citydietitians.co.uk 的负责人。

本章的建议均基于世界癌症研究基金会的营养指南 [1]。

如果有那么一段时间可以真正专注于健康饮食的话，那就是在癌症诊断的等待期间和癌症确诊后。用正确的营养物质和食物来给身体补充营养，有助于身体在手术或化疗后应对治疗和恢复，使身体的活力不断提升，更好地促进恢复和健康生活。

此时不应限制或减少摄入的食物种类，而要吃最健康、最有营养的食物。考虑用富含维生素和营养物质的食物来给身体补充能量，你的身体需要这些来保持健康。

但就像锻炼一样，这段时间你很难专注于健康饮食，尤其是当你在手术后感到恶心、乏力或有任何消化问题时。像锻炼一样，没有一个适合所有人的解决方案。每个人对食物的选择以及对手术和治疗的反应都是不同的。

因此，本章内容与具体的癌症饮食、限制或减少摄入的食物种类无关。本章只是分享一些让你感到有营养并且精力充沛的健康饮食建议。如果你感到更有精力，你也会更活跃，所以这两件事是相辅相成的。

饮食与大肠癌

在癌症期间和肠道手术后，你会对吃什么有很多疑问，这可能是一段令人困惑的时期。在英国，在互联网上搜索饮食和大肠癌，会检索到 1200 万条相关信息。有很多信息是令人困惑和矛盾的，所以请在做出改变之前，与营养师和肿瘤科团队讨论你在网上读到的任何信息，并请相信医疗团队的建议。

保持简单饮食，并注意以下几个很重要的关键点：

• 注意给身体补充营养以恢复体力和精力。

• 减少高度加工食品（精加工食品）的摄入。

• 减少甜食和含添加糖食品的摄入。

• 按照世界癌症研究基金会指南的建议，多吃水果、蔬菜和谷物。

• 不要限制摄入的食物种类，要均衡饮食。

• 选择利于血糖水平稳定的食物。

• 食用高蛋白的食物来帮助身体恢复。

• 吃一些能促进肠道健康，改善肠道菌群的食物。

• 多喝水，特别是当你有造口的时候。

• 每个人都是不同的，吃适合自己且自己喜欢的食物。

什么是健康饮食？

有很多关于饮食和营养的误区使人感到非常困惑，尤其是当得了癌症的时候。本章尽量简化一些令人困惑的信息，并提供一些关于饮食的实用建议，特别是关于锻炼和癌症的。

本章内容与特定的饮食问题、处理体重减轻或体重增加、食物问题或口味问题、由于化疗或手术引起的改变等问题无关。如果你遇到这些问题，请与护士、医生或营养师沟通。

"健康饮食"通常被认为是一种低添加糖和高度加工食品少的饮食方式。它是一种富含水果、蔬菜、蛋白质（肉、鱼、坚果、乳制品等）和优质碳水化合物的饮食方式。世界癌症研究基金会[1]建议在癌症治疗期间和癌症治疗后食用"植物性饮食"，以预防癌症复发并保持健康。我将稍后解释。

少吃高度加工的食物

在可能的情况下，尽量不要选择高度加工的食物，而要选择原生态的食物。尽可能自己动手做饭，并多吃一些含有水果、蔬菜的自制饭食。

高度加工的食物在上架或上桌前，通常要在工厂里经过不同的加工阶段。蛋糕、饼干、薯片、零食、早餐谷物、即食食品、切片面包、比萨、意大利面、商店出售的三明治、罐装调味料和袋装食品都属于高度加工食品。这并不意味着这些东西都是不好的或者要完全避免，只需要调整平衡，不要经常吃它们或过度依赖它们。

关于脂肪、糖和碳水化合物的争论很容易使我们感到困惑，而实际上我们需要做的只是退后一步，找到正确的平衡，只吃质量更好的食物和更多的水果和蔬菜。在过多地担心饮食的各种成分之前，我们需要更多地关注饮食的质量和平衡。

"真实食物"疗法不仅对身体健康很重要，而且能给身体补充能量，使身体在癌症期间得到最佳恢复。当你感觉不舒服的时候，很难自己做饭或者找到想吃的食物。不要给自己太大的压力。在时间紧迫或者没有精力做饭的时候，可以使用提前包装好的饭菜、方便食品和调味酱。尽量不要过度依赖加工食品；要加入大量的水果和蔬菜，加工简单一点。

为什么这很重要？

高度加工的食物通常含有较少的纤维、维生素和其他营养成分。它们还会对血糖水平和精力产生负面影响。它们通常含有较多的盐、添加剂、糖和不健康的脂肪，会导致各种各样的健康问题，妨碍身体保持最佳状态。

哪种饮食对健康最有益？

没有一种饮食适合所有人。我们都是不一样的个体，有不同的需求和不同的喜恶。试着远离那些令人困惑的饮食建议。相信你的直觉，更多地关注你长期以来的整体饮食习惯以及平时的吃法。

地中海饮食是目前研究最多的饮食之一，也是已证实对健康最有益的饮食[2]。地中海饮食与其说是一种"饮食"，不如说是一种饮食方式，虽然不同地区之间存在差异，但原则是一致的。

正如我们想的一样，它是基于食用富含橄榄油、坚果、鱼、蔬菜、水果、谷物和健康的不饱和脂肪的优质健康食品的饮食方式。通常肉类很少，加工食品也很少。很遗憾，地中海饮食并不意味着要吃很多意大利面和比萨。地中海饮食已经被证明可以降低心脏病、糖尿病、癌症和中风的风险，符合世界癌症研究基金会的"植物性饮食"的饮食方式和"真实食物"的营养方法。

植物性饮食意味着多吃来自植物的食物——蔬菜、水果、坚果、种子、谷物和豆类。但这并不意味着必须成为素食者或纯素食者。虽然大部分来自植物，但也要有适量的优质肉类、鱼类和奶制品。

此建议有四个主要原因：

- 植物性饮食有助于保持健康的体重——健康的体重被认为可以降低许多慢性病（包括癌症）的患病风险。
- 蔬菜和水果提供维生素、矿物质和植化素（植物化学物质），植化素有助于保护体内的细胞免受潜在癌变的损害。不同种类的水果和蔬菜提供不同种类的植化素，所以每天多吃不同种类的水果和蔬菜很重要。
- 高纤维膳食(全谷物、水果和蔬菜)已被证明可以降低患大肠癌的风险，并可以在手术后促进肠道恢复健康。
- 肠道健康和肠道微生物群是最有趣和新兴的消化道健康研究领域之一，它们与降低癌症、糖尿病、心脏病和其他慢性疾病的发病风险有关，也与食欲和肥胖有关。在我看来，高纤维、蔬菜和全谷物的饮食有助于在肠道中建立正确菌群，我认为这是吃植物类食物最令人信服的理由之一。

什么是"每日五果蔬"？

这句话你可能已经听过无数遍了，每天至少吃五份水果和蔬菜的确是可以采取的改善健康最简单但也是最重要的步骤之一——能够降低患心脏病、癌症、糖尿病和许多其他慢性病的风险。

大多数人都没有吃足够的水果和蔬菜。在英国，每人平均每天吃 3~4 份水果和蔬菜，距离每日五果蔬还有一定差距。在澳大利亚，推荐的量是每天 5 份蔬菜和 2 份水果（每天总共 7 份），其他国家可能很快也会效仿。

这并不是很难，但是如果你还没有这样做，可能需要你做一些计划，付出一些努力。在饮食中加入水果和蔬菜有很多简单的方法，包括做成奶昔或在早餐谷物中添加水果等。在制订膳食计划时，先选择蔬菜，然后再根据它们安排其他饮食。

一般认为一份水果或蔬菜大约是 80 克。例如，一根中等大小的香蕉、一个大苹果、一个大橘子、五朵西兰花、一小袋菠菜或一碗混合沙拉。每餐都吃一份，一天分成五份来吃。例如，早餐吃浆果，上午 10 点左右吃胡萝卜条，午餐吃沙拉，下午 3 点左右吃香蕉，晚餐吃蒸蔬菜。

为了获得最多种类的植化素和营养物质，应每天吃颜色丰富的食物。如红色的浆果，黄色的香蕉或甜玉米，橙色的橙子，红色的西瓜，绿色的豆瓣菜和菠菜、蓝莓——你都能想象到那个画面。目的是尽可能多样化。一些营养师建议在一周内食用 30 种不同类型的水果、蔬菜、种子、坚果、谷物和植物。

肠道手术或造口手术后

增加水果和蔬菜的摄入量是非常重要的，但是如果你刚刚接受了肠道手术或者有消化问题，就会很困难。如果有人建议你吃软的、低残留的食物（通常是易消化的低纤维、高能量的食物），那么考虑一下如何以不同的方式准备或烹饪水果和蔬菜。你仍然会得到同样的营养和益处，但纤维较少。一定要和护士或营养师谈谈自己的营养需求。

这里有一些例子：

• 相较于未加工的苹果，可以把苹果煮成苹果泥，和蛋挞或酸奶一起吃。

• 相较于未加工的香蕉，你可以把它放入搅拌机中将其变成香蕉和花生酱奶昔。

• 未加工的蔬菜和沙拉可能很难消化，可以用炒菠菜或炒蔬菜代替吗？

与锻炼一样，不要说"我不行"，要说"我能行"，并且多用一些食材和创造性思维做饭。

糖

大多数人食用了过多的含糖食物，这会增加很多健康问题。没有人会认为食用过多的"添加糖"是一件好事。然而，完全拒绝糖，把糖当成敌人也是危险的。这会让我们害怕吃任何甜的食物，这同样有害。不应该有人要为吃一块水果而担心。

糖只是食物中的一部分，有很多食物的天然糖含量较高，但它们确实提供了对我们有益的营养和维生素。水果就是一个很好的例子，虽然它含有大量的天然糖，但它也是健康的，并且富含植物营养素，我们应该多吃水果。

在癌症治疗期间和治疗后，食用多种营养丰富的食物很重要。尽量多给身体补充营养，而不是过多地限制。计算所有的热量摄入，并思考这些食物给身体提供了什么。

保持饮食平衡，不要害怕摄入糖。如果它是健康均衡饮食的一部分，那么没有人会因为时不时吃一块蛋糕、一个巧克力棒或一个布丁而感到内疚。这又回到了少吃加工食物的基本概念上。这需要你自觉减少精制糖或添加糖的摄入。

饼干、糖果、蛋糕、早餐谷物、含糖饮料和零食都富含精制糖，缺乏纤维和营养，并且基本上不能提供我们急需的"营养"。它们还会破坏血糖水平和能量水平（精力），使人很难精力充沛、有好的睡眠、注意力集中并且正常生活。尽量减少精制糖的摄入是有道理的，但也不要完全不摄入糖，可以选择天然含糖的食物，如水果或蔬菜。

稳定血糖水平

减少糖依赖的一个重要原因是它有助于稳定血糖水平。特别是在癌症治疗期间或康复期间感到不适、疲倦和劳累时。稳定的血糖水平会让人更有活力并且感觉精力充沛。比起在摄入过多的糖或碳水化合物后感到身体不适，不如选择那些缓慢释放能量的食物，它们有助于更有效地稳定血糖水平。

血糖水平不稳定的症状有午睡综合征、头痛、注意力不集中、总是觉得饿、饭后不久感到没有活力，以及一段时间没有进食就感到头晕眼花。如果这些症状听着很熟悉，那么试着将高糖食物换成释放能量较慢的优质碳水化合物（如全麦、红薯、高纤维食物等）以及更多的蛋白质和脂肪。

癌症治疗也可能会影响血糖水平，你可能会发现自己的精力波动很大。因此，请与护士或医生商量一下，要特别注意饮食，尽量吃能够稳定食欲的食物，少吃糖，规律进食。

以下是一些帮助稳定血糖水平的最重要的温馨提示：

- 从减少茶和咖啡中的糖开始，每次减少半茶匙。不要用人工甜味剂代替糖，它不会改变你对糖的喜爱。你需要重新培养味觉去享受那些不太甜的食物和饮料。

- 碳酸饮料、瓶装奶昔、运动饮料、含气饮料、苏打水和果汁等饮品可能会立即给你补充能量，但是它们富含糖。可以用白开水或稀释的果汁代替。

- 每顿饭都要吃含有蛋白质如鸡蛋、原味酸奶、坚果、肉类、鱼、鸡以及各种豆类的食物。蛋白质会减缓能量释放，使血糖水平更稳定，并使人有较长时间的饱腹感。早晨不要吃加工过的谷物食品（如玉米片），否则到上午 10 点会想要吃更多的糖，可以吃炒蛋和黑麦面包。看看这样吃给你的身体补充了多少能量。

- 肠道手术后，我的外科医生给我最好的建议之一就是每天食用 2~3 次蛋白粉进行补充。蛋白粉容易吸收，并且能帮助我进行术后恢复、重建肌肉以及组织修复。我甚至到现在都会在早餐奶昔中加入乳清分离蛋白粉。

- 不要害怕脂肪。在几十年的误导性建议后，情况发生了改变，现在我们意识到了在饮食中加入健康脂肪的重要性——它既能稳定食欲，也能与必需的维生素和其他营养物质结合，这也符合地中海饮食方式。吃一些天然的食物，包括鳄梨、坚果、油和种子，这些确实对你有益。再吃一些全脂乳制品，如希腊酸奶、全脂牛奶及奶酪。这些都比含糖量更高的低脂加工食品好。因此要选择营养、简单、天然的食物。

- 尤其是在治疗期间，规律饮食和提前计划有助于控制血糖水平。如果你计划进行锻炼或较剧烈的活动，请在运动前的 1~2 小时吃点零食或小餐，包括一些蛋白质、碳水化合物（全麦、水果和蔬菜）和少量的脂肪。涂有花生酱的黑麦面包，或是牛奶做的香蕉奶昔等都是很好的锻炼前快餐。

- 外出时随身携带零食和饮料（如坚果、水果和蛋白球等），会防止你买蛋糕、饼干、糖果以及含糖饮料。

- 每天至少吃一顿正餐。有时一整天吃快餐（或点心）会很容易，但一顿正餐会让你更加满足并精力充沛。在一天剩下的时间里可以吃点零食和小餐。

- 乳制品（如牛奶、酸奶、奶酪）很重要，它们能够提供维持骨骼强度所需的钙。化疗和激素类药物会影响骨骼强度，所以应该做任何能做的事情来维持骨骼健康。可以少吃一些全脂的食物。最好是喝纯天然全脂希腊酸奶，而不要喝富含糖和人工添加剂的脱脂乳饮品。

肠道微生物群

目前，"肠道健康"是健康研究中最有趣的领域之一。科学家发现，肠道，尤其是大肠，含有对我们的身心健康极其重要的细菌（结肠细菌）。人们认为细菌很重要，其重要到就像是人的第二个大脑一样。

一般认为，肠道含有大约 300 万亿到 400 万亿个微生物，而这些种类繁多、数量众多的肠道微生物群可以帮助我们预防和抵抗包括癌症在内的各种疾病。这些细菌使我们的免疫系统保持强大，并有助于解决情绪问题、关节疼痛、炎症、肥胖、食欲以及皮肤问题。

虽然该领域的研究现在还处于早期阶段，但一些新的研究[3]也开始关注癌症和肠道微生物群之间的关系。一些早期的研究表明，拥有健康肠道细菌的人对免疫疗法的反应更好。有些研究表明，一些患结肠癌的人体内的细菌种类较少。换句话说，拥有健康的肠道菌群可能有预防结肠癌的作用。

这项研究的进一步发展可能意味着控制肠道微生物群可以帮助预防和治疗癌症，或帮助免疫治疗药物更好地发挥作用，因为拥有健康的肠道微生物群似乎可以在体内产生抗炎反应。现在说此类研究的方向还为时过早，但它显示了癌症预防和治疗的前景。如果想了解更多相关信息，可以登录 www.cancerresearchuk.org 网站，搜索"gut microbiome（肠道微生物群）"。

我们的肠道微生物群也代表了我们当前和未来的健康状况。戒掉限制性低碳水化合物饮食或高脂肪饮食。限制性低碳水化合物饮食或高脂肪饮食或生酮饮食（高脂肪低碳水化合物饮食）可能意味着你不能从全谷物和植物中获得足够的纤维来营养肠道细菌。为了改善肠道健康，我们回到了植物类食物为基础的均衡饮食理念，即食用大量的水果和蔬菜，少量的加工食品和糖，以及大量的纤维食品。这不是很难理解的事情，现在你也知道了它为什么很重要。

如何改善肠道微生物群？

我们的肠道并没有想象中的那样健康。我们的现代生活方式、不良的饮食选择、高度加工的食物、糖的过度摄入、抗生素的使用和低纤维饮食都会导致肠道微生物群的多样性和健康程度降低，这在很大程度上影响了我们的健康。大肠癌治疗和手术后，我们需要给肠道尽可能多的帮助，并恢复健康的肠道细菌。

我们可以做很多事情来改善我们的肠道健康。这就是吃蔬菜的理由。食用多种植物类食物是保持肠道健康的基础。特别是像西兰花和花菜这样的蔬菜，以及含有大量纤维的食物，如全谷物、坚果和各种豆类。这些食物就像"肥料"，可以让肠道细菌生长。

食用含有过量精制糖的加工食品会产生相反的作用，并影响肠道微生物群的多样性。这就是另一个拒绝垃圾食品和糖的重要原因。为了维持最佳的肠道健康状态，需要从各个方向努力——减少糖和加工食品的摄入，多食用一些高纤维食物、蔬菜以及全谷类食物。也可以尝试食用一些发酵食物，如活性酸奶。

这是一个令人兴奋的崭新的营养学领域，因此多进行一些相关方面的阅读，可能会受益良多。

一些关于饮食的建议

【肠道手术和造口手术后】

如果你接受了肠道部分切除或结肠完全切除术，或者接受了肠道造口手术，那么你很难食用高纤维类和植物类食物，尤其是在你接受了一种特殊的造口手术后，即回肠造口术（参见第四章）。

肠道手术或造口手术后的饮食建议通常与高纤维、水果和蔬菜类饮食相反。然而肠道是有适应性的，随着时间的推移，你能够食用不同类型的食物，并逐渐适应正常的健康饮食方式。重要的是不要对任何食物感到"恐惧"，也不要给食物贴上好或坏的标签。要去尝试并找到适合自己的饮食方法。

那些已经切除了大肠或做了造口手术的人仍需要摄入纤维，因为纤维含量高的食物也含有其他必需的营养，但是需要采取稍微不同的方法来食用高纤维食物。正常人建议每天摄入 30 克纤维，但是对于接受了回肠造口术的人，可能很难摄入到此量（也没有必要）。

尽管不用限制或避免什么，但仍要注意那些难以消化的食物。只有通过多次尝试和试错（希望不要有太多错误）才能知道什么是适合的。

每个人都是不同的个体，可以接受不同的食物。通常，对造口术后患者产生影响的不是食物的类型而是数量。几颗坚果不会造成问题，但一整袋可能会。同样地，午餐吃少量沙拉可能没有问题，但午餐和晚餐吃大量的含有未加工蔬菜的沙拉可能就过量了，这会让你感到不舒服，甚至会造成堵塞。你所能做的就是每次尝试少量的新食物，检测它们的变化并关注自己的感受。

即使有造口，尽量吃不同种类的健康食品和植物类食物仍是非常重要的。肠道健康是重中之重，它能确保你从均衡的饮食中获得足够的营养。你只需要尽量适应，并用不同的方法烹饪或准备食物。咨询造口护士或联系一位常服务于造口患者的专业营养师，以获得更多的建议。

如果你接受了回肠造口术，并且已经切除了回肠，没有人知道这会对肠道微生物群和健康有什么影响。希望在不久的将来，会有更多这方面的研究。

【进食困难和进食障碍】

接受治疗或肠道手术后，食欲会发生变化，可能会出现饮食困难的症状，所以进食通常会变得很有挑战性。你也可能会出现体重增加或减少的情况，并且饮食方式可能会出现明显的改变。这不在本章的范围内，但是在世界癌症研究基金会[4]和英国国家癌症研究所[5]的网站上有一些非常好的关于癌症期间"饮食问题"的资源。

如果你需要详细地咨询问题，请联系肿瘤专科营养师。

即使在身体情况最好的情况下，我们的饮食方式也很复杂，何况大肠癌的诊断和治疗还会造成进食障碍。虽然没有太多的研究将癌症和造口手术与进食障碍联系起来，但进食障碍在所有年龄段的人群中越来越普遍，往往由人的体型、食欲、手术和患病后的变化引起。如果你觉得自己的饮食方式正在发生变化，进食变得越来越受限制并且需要帮助，请向具有治疗进食障碍技术的治疗师或顾问寻求帮助。

补水

在英国，大多数人在大部分时间里都处于慢性轻度脱水状态。约有 80% 的人每天不能摄入足够维持身体健康的水分。头痛、头晕、疲劳、恶心、乏力、口渴、注意力不集中都是饮水不足的症状。失水量仅仅达到体重的 1%~2% 就会降低注意力，使人感到头晕和疲劳。

正常情况下，人的身体在一天内会因出汗、呼吸和排泄废物流失 2~2.5 升体液。如果天气炎热或锻炼出很多汗，会流失更多的体液。锻炼时可能会流失 0.5~2 升体液。吹空调和风扇会加剧体液流失。你可以看到，累计下来，体液很容易就会流失。

如果你因为化疗、腹泻、发烧或感觉不适而没有补充足够的水分，反而流失了很多体液，很快就会出现严重的脱水现象。脱水会导致严重的后果，如血压下降、昏厥、意识模糊、心跳加速等。如果出现这些症状，请及时告知医生或护士。

如果你已经切除了大肠（结肠），并进行了回肠造口术，你的身体需要补充更多的盐和水分。接受回肠造口术的患者每天会额外失去 1~1.5 升体液，这需要用电解质饮料来补充。

避免饮用大量的淡水，这会使体内的电解质流失更多。需要饮用含有适当浓度葡萄糖或盐的水以防脱水。

要每天补充电解质饮料（虽然你可能需要 1 升的量，也要先从 200~400 毫升开始补充），或者和茶、咖啡、汽水、水、果汁等液体混合服用。如果你需要更多的建议，请咨询医生、造口护士或营养师。

对于大多数人来说，稍微增加一点液体摄入就能感觉到明显的改变。

Stuart 加入了我的锻炼小组，我们先从在跑步机上缓慢步行开始。他在一周前接受了化疗并有呕吐反应，但现在感觉较好。然而有一次仅仅运动几分钟后，他就说自己感到头晕并在几秒后跌倒在地。他的血压很低，在接下来的 1 小时内数次尝试坐起后，最终站了起来。经过医生检查后发现，他的情况很好，不需要任何治疗，但他需要一些零食和饮品来帮助恢复体力。

到底发生了什么事？那天早上 Stuart 感觉很疲惫，就在床上躺到了中午 12 点，期间没有吃任何食物，然后就直接去运动了。这导致他除了生病 1 周外，还出现了慢性脱水并且缺乏运动所需的能量。因此他一开始运动血压就出现了下降，从而感到不适。

这段经历使 Stuart 意识到，如果他想继续参加锻炼小组，就需要一个新的计划。在接下来的 1 周里，他开始早起，在锻炼前 2 小时摄入大量的液体并吃一些早餐。在此之前的 24 小时里他也尽量摄入较多的液体。不出所料，他感到好多了，精力充沛并且可以接着进行锻炼。

最让 Stuart 感到惊讶的是，他的不适仅仅是由于脱水和饮食不足造成的。稍微调整一下饮食与饮水计划就让他感觉好多了。

癌症患者脱水的风险很高，但你可以做很多事情来帮助自己。以下是出现脱水症状后，需要注意以及要做的事情。

- 注意任何轻度脱水的症状，如嘴唇或舌头干燥、口渴、疲劳、昏昏沉沉、尿色深、头晕等，并提前进行补水。

- 观察尿液颜色，正常尿液应该是淡黄色的。要认真地检查尿液颜色。如果颜色很深（深黄色）或气味很重，说明已经脱水，需要摄入更多的液体。

- 如果尿液颜色很淡，几乎是透明的，可能是液体摄入过多或者全天摄入的量不一致。要保持稳定的摄入量，目的是使尿液呈淡黄色而不是无色。

- 养成白天多喝水的习惯，无论去哪儿都要随身携带一瓶水，并且每天都要规律地少量饮用。

- 在口渴之前喝水。当你感到口渴时，你可能已经脱水了。养成在口渴前就喝水的习惯。

- 摄入混合液体。茶、咖啡、水、牛奶和果汁饮料都可以计入体液摄入量，但尽量少喝含糖饮料。

- 可以在水中加入水果片调味，如柠檬片或橘子片。

- 记住，每个人都是不同的，有些人每天需要 2 升（或更多）液体，有些人则需要较少的量。这取决于个人的体液流失量和需求量。因此，与其将标准建议的"8 杯"或 2 升液体设为目标，不如用尿液颜色和症状来监测自己是否需要补水，据此调整要摄入的液体量。

- 在锻炼前摄入液体以补充水分，在锻炼前的 12~24 小时内摄入液体会比在锻炼期间摄入液体产生更大的影响。
- 如果天气炎热或锻炼时间超过 1 小时，那么在锻炼期间需要补充水分。用运动水壶进行少量多次补水。
- 最后，如果你做了回肠造口术，可以考虑在锻炼期间饮用电解质饮料来代替淡水。它就像涡轮增压一样。钠和葡萄糖的结合可以帮助身体更好地吸收这些液体，补充流失的盐分。
- 避免饮用含糖运动饮料（如 Lucozade 或类似饮料），可以在果汁中加入少量的盐。如果体液流失过多，则需要口服补液溶液，如 Dioralyte 补水补盐冲剂。请咨询医生或护士。

要点

- 当你得了癌症时，食用一些好的食物来补充营养很有必要。不要限制饮食或减少摄入的食物种类，特别是碳水化合物的摄入。当你最虚弱时，你需要优质的食物以及大量的水果和蔬菜来补充身体能量。这有助于身体恢复至最佳状态。
- 减少食用高度加工食品，避免吃蛋糕、薯片、预包装食品、三明治、饼干、早餐谷物和白色碳水化合物。如果可以的话，多吃有营养的家常菜，还要多吃水果和蔬菜。
- 减少甜食和添加糖的摄入有助于稳定血糖水平。血糖升高与身体的慢性炎症和许多慢性病有关，如癌症、心脏病和中风。同样，无须进行"无糖饮食"，或将糖看作"魔鬼"；只需要保持饮食平衡，并且不摄入添加糖、不喝甜饮料、不吃过多加工过的甜食即可。
- 按照世界癌症研究基金会的指导原则，多吃水果、蔬菜和谷物是很重要的。然而我们大多数人仍在为达到"每日五果蔬"而努力。想办法在你的饮食中"忙里偷闲地"加入水果和蔬菜，特别是当你出现消化道问题时。自制奶昔非常好，你也可以加入牛油果、菠菜、浆果和坚果来制作营养均衡的"流质餐"。
- 虽然低碳水化合物饮食很受欢迎，但减少碳水化合物的摄入会对肠道健康和血糖水平产生负面影响。不要完全不吃碳水化合物，可以选择一些优质的全麦谷物或高纤维碳水化合物，而不是食用白面、米饭和白面包等食物。

- 蛋白质对于治疗非常重要，它有助于促进身体恢复。每顿饭都要补充蛋白质（如肉、鱼、蛋、坚果等）。如果你因为消化道问题而感到不适，可以在奶昔、粥、酸奶或汤中加入天然蛋白粉。

- "肠道健康"是当下的流行词，它的流行有充分的理由。健康的肠道微生物群与降低体重，改善心理健康，降低患癌症、心脏病和其他慢性病的风险均有关，有关研究的结果也非常令人兴奋。饮食对于肠道菌群的改善非常重要，要多食用水果、蔬菜、高纤维食物，以及包括坚果和种子在内的多种食物。并不仅仅是服用益生菌。我建议你多读一些相关文章，了解如何改善自己的肠道微生物群。

- 补水与锻炼密切相关。多数人长期处于脱水状态，没有摄入足够的液体以维持健康。这会导致疲劳，并感到头晕眼花、头痛以及疲惫。注意增加液体摄入量，你会感觉很好。如果你有造口或经常腹泻，需要每天摄入口服补液溶液。

- 每个人都是不同的个体。即使得了同一种癌症，特别是接受了同一种肠道手术后，也没有一条适用于每个人的规则。要找到你喜欢的、能给你补充营养并且能改善你消化系统的饮食。在大肠癌治疗期间和治疗后进行健康的饮食可能会比较困难，但并非没有可能。这需要一些额外的努力，但努力就会有回报，你会在未来感到更加精力充沛，血糖水平更加稳定，消化系统也更加健康。

第十章
克服障碍，激发动力

本书可能会提供有用的建议和信息，且能激励人心，但是"知道"和"做"是完全不同的两件事。

我很开心你已经读到这里，但是如何从"我知道我应该运动"到付诸行动通常很困难。即使在身体状况最好的情况下，改变行为也是很困难的，更何况当你突然被告知患癌症时。

我们都有障碍——阻止我们做事情。它们可能是真实的，也可能是感知到的，通常与我们的情绪、恐惧、缺乏知识或者支持有关。它们也可以基于我们从别人那里，尤其是医务人员或者其他患者那里听到的信息。障碍对于我们每个人来说都是不同的，我们如何应对挑战是心理学领域，且要与之前的经历和所谓的"自我效能"联系在一起。"自我效能"是心理学家用来描述我们对自己做某事的能力有多自信的一个术语。

对大多数人来说，阻碍运动的常见原因是"我没有时间"或者"我太累了"。即使你感觉很好很健康，也很容易找到不运动的借口，或者把它推迟到明天。患癌症时，会有更多的障碍，而且这些障碍有时似乎不能被克服。疼痛、害怕伤害自己、癌症相关疲劳、焦虑、抑郁、不知道该做什么，被告知要休息……这样的例子有很多。

谈及运动，我们很多人都有障碍要克服。当事情很困难，或者我们觉得很难，或者我们没有处理它的经验或知识时，我们很自然地会找借口。但是，在癌症治疗期间和之后往往是最需要运动的时候。现在是你需要深入挖掘，找到克服这些挑战的方法的时候了。寻找解决障碍的方法需要投入时间、努力和精力。这可能不容易，但是好处是巨大的。

通过阅读本书前面的章节，你知道在治疗期间和治疗后运动是安全的。你还会对术后时间安排和监测运动强度及恢复的方法有一定了解。所有这些知识都很重要，现在是深入思考，找出障碍，并且将"知识"转化为行动的时候了。

案例

  Emma 是一位 20 多岁的年轻女性，她参加了我为一家癌症慈善机构举办的研讨会。我们谈到了运动障碍，Emma 说她曾经喜欢跳尊巴舞，但是现在她在化疗，出现了脱发，需要戴着假发，运动时她觉得不自在并且很热。这意味着她可能不会再参加健身舞蹈课，并且失去了自己喜欢的东西。

  她的妈妈做了一些调查，在当地的中心发现了一个使用荧光棒的"迪斯科"健身班，最重要的是，是在黑暗中！Emma 紧张地走过去，摘下假发，拿着荧光棒在后面跳舞，没有人看到她（因为这里很黑），这里的每一秒她都很喜欢。

  这是一个成长型心态的有力例子……Emma 没有说"我做不到"，而是说"好吧，那我该怎样做呢？"Emma（在母亲的帮助下）找到了解决问题的另一种方法，而不是仅仅看到障碍。

你的障碍是什么？

  现在是时候去克服你的障碍了，寻找克服它们的办法。表中列出了一些常见的问题。

障碍 / 问题 / 阻碍	解决方法
没时间。忙着去医院，还要兼顾工作和家庭	可以步行去医院吗？或者至少走一段路程？当朋友找停车位时，我提前下车，走 15 分钟路程？
我太累了，真的不想做运动	我不得不提醒自己，减轻癌症相关疲劳的最好方法是运动。我知道如果我运动了，哪怕只有 10 分钟，我也会感觉更好。我会让朋友带我去散步，我们会把它写进日记里，即使我不喜欢。还有什么事让我累吗？我脱水了吗？吃得不够？我该怎么办呢？
我真的不喜欢健身和运动	园艺、散步、DIY 和需要用力的家务都是很好的选择。我不必去健身房就可以活动。我怎样把园艺变成更有活力的事情呢？我可以做一些进阶的运动，并进行一些更有活力的运动吗？
我的家人告诉我要休息	相反，我会让他们支持我活动起来，给他们看这本书，并且让他们鼓励我，和我一起去散步、游泳或者骑自行车
我有意愿去散步或者慢跑，但是似乎从来没有实践过	我会让朋友和我一起去。把它写进日记里会让我们两个都有责任。我可以参加步行团或者跑步团吗？他们有固定的时间，这就意味着我更有可能去运动。我可以主动提出帮邻居遛狗吗？这样我就有决心，也必须这么做

障碍 / 问题 / 阻碍	解决方法
我有淋巴水肿/神经病变/造口，刚做完手术	总有可以做的事情。如果刚做完手术，康复锻炼可以重建自信。如果因为平衡问题而觉得走路困难，试着用骑自行车或者游泳来代替。我可能有运动限制，但是我可以做什么呢？
我很痛	是什么引起了疼痛？运动使疼痛加剧还是缓解？我该做什么使它缓解？尽管疼痛，我还可以做什么运动呢？长期慢性疼痛也往往与我们的情绪和疲劳有关，并可能形成恶性循环

你可能认可上表中列出的一些原因。

为自己完成这样一个表格。想想那些阻止你运动的事情，那些让你感到困难的事情。在下面的表格中，写 3~4 件你觉得阻碍你运动的事情。它们可能与你的癌症有关，也可能无关。你可能不只有 3~4 件，这也没关系，把它们写下来，要么在这里写下，要么写在单独的日记本里。

障碍 / 问题 / 阻碍	解决方法

然后开始克服这些障碍。这可能需要一些深入的思考和分析。对于在左栏中写下的每一件事，浏览下面的问题，并在右栏中写下你如何克服相应的障碍。

- 你需要更多的信息、治疗或者建议吗（来自医生、物理治疗师或者护士）？是关于癌症特定问题或肌肉骨骼问题吗？

- 你能换一种方式运动吗？如果运动自行车不舒服，你可以用踏步机或尝试卧式自行车吗？或者换一个车座？

- 你能用另一种方式思考它吗（采取不同的方式）？你可以用一天进行两次短途步行代替一次长途步行吗？
- 你需要进行调查/交流吗？抽出时间去上课？给朋友发信息？和教练预约？去健身房或者支付会员费？
- 有什么需要买的吗？衣服？新运动鞋？健身记录器？运动器材？手机应用？
- 有什么需要你实际去做的事情吗？也许移开家具，你就有了运动的空间？
- 你需要做什么来实现它？一步一步来。
- 你有应急计划吗？如果你感觉良好，可以调整时间、强度和运动量吗？如果天气不好，你有防水用具或者其他选择吗？保持思想开放。

你自己做这个练习很重要。自己想出的解决方法比他人为你想出的更能调动你的积极性。花点时间好好想想……你可能需要多试几次。

对于每一个障碍，关注它们的好处。克服这个障碍你会获得什么？对你有什么好处？

这里有一个表格，其中有一个例子供你参考。

障碍/困难/阻碍	解决方法	好处
太累了，不想运动	让我的女儿带我散步10分钟，走到路的尽头并返回	散步使我精力充沛，让我在之后感到疲劳减轻。有女儿的陪伴很好，如果我不想面对，她会激励我
	在手机上使用"Active 10"应用程序提醒自己散步	我会有成就感，可以制订每天散步2×10分钟的目标。我会更有活力并且睡得更好

谁是你的支援队？

如果和别人或者一个团体一起运动，大多数人会做得更好。仅仅安排和别人一起运动，就意味着我们会更有可能进行运动。

你会通过做出承诺而对另一个人负责。预定课程，或同意和朋友见面，这就意味着你将有一个固定的时间赴约，增加了实现它的机会。如果你必须向别人解释，你就不太可能找借口。有别人的支持是很重要的——他可以在你很难开始的时候鼓励你。你需要朋友和家人告诉你"加油，你可以做到"，而不是"哦，亲爱的，你需要休息"。

研究还表明，和朋友或团体一起运动可以减少疲劳和疼痛感（与自己运动相比），而且更可能坚持较长时间。此外，当你和朋友一起运动时，可以增强运动带来的提高情绪、减轻压力的效果。

谁能帮你？谁是你的支援队？他可能是朋友、护士、运动小组或班级成员、家人，甚至是动物。你生命中的任何一个人都可以为你的运动提供支持、鼓励和机会。他们可能还没有出现在你的生活中，所以你可以做一些调查，找到可以帮助你的小组、人和课程。

列一个清单——谁是你的支援队？

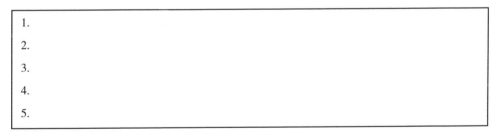

1.

2.

3.

4.

5.

如果你的支援队里没有人，你在哪里能找到他们？不一定是癌症特定群体或者健康专业人员。你可以加入互助步行小组吗？癌症互助小组里的朋友可以支援你吗？你可以去散步而不是坐着喝咖啡吗？你能问问邻居可以帮他们遛狗吗？让你的家人支持你运动而不是鼓励你休息。你要清楚，你需要从他们那里得到什么。

接下来，列出每个人／支援队可以帮助你的方式。你能安排一起做事情吗？寻求他们的帮助，并分享你的想法。你们可以互相帮助。这些事情可以包括在健身房见面、去散步而不是去喝咖啡、参加普拉提课程或者预约私人教练或课程。

我的支援队如何帮助我？

反思你的恢复心态

我们通常认为恢复是一个线性过程。我们以为进行了治疗或手术后，每一天都会变得比前一天更好。然后我们进行了手术/治疗，我们恢复了，并且最终"回到正常状态"。不幸的是，事情不是这样的。癌症患者的生活完全不是线性的。

生活总有好的日子，也有不好的日子，尤其是癌症患者，每一天都是不同的。一旦你能适应这种新的思维方式，并学会顺其自然，就会变得更容易应对。学会变通和接受是你情感库中必不可少的工具。

癌症患者的生活不是一件容易的事，有时感觉就像是坐过山车。但是糟糕的一天并不意味着你在倒退；这只是说明你今天过得不好。要知道明天可能会变得更好。当你纵观全局时，你会发现这是一个起起伏伏的过程，希望它朝着好的方向发展（图 10.1）。不要把注意力集中在最终的"目的地"，或者你去过的地方。专注于今天和"当下"。正念练习甚至是一些咨询或治疗，可以帮助你做到这一点。

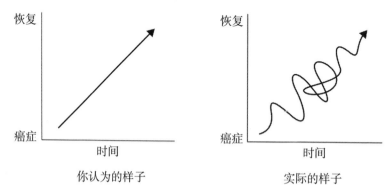

图 10.1 癌症患者的恢复历程从来都不是一条直线（基于物理治疗师 Adam Meakins 的观点）

活动观念

活动、体力活动和锻炼

回到我在第一章中提到的，关于活动、体力活动和锻炼之间的区别（图10.2）

- 锻炼是有目的性的，是你可能为了健身或者改善健康而做的事情。有明确的目标和意图，如跑步或者去健身房。
- 体力活动是指将身体运动作为结果而不是目标，如步行上班或者做园艺、做家务。
- 活动如字面意思，是指任何涉及肌肉骨骼系统的身体移动。例如，定时从电脑或者电视前起来休息，或者在家里走走，上楼梯，或者只是不再"久坐不动"。

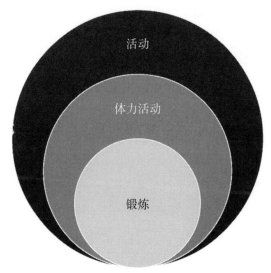

图 10.2　活动、体力活动和锻炼之间的关系

那么如何将其转化为现实生活呢？

在理想的世界中，我们需要把重点放在这三个方面，以获得最佳的健康效益。任何形式的活动（无论多么简单）都是很好的。

简单来说，就是尽量少坐。然后开始在你的生活中加入更多有组织的体力活动和锻炼。不夸张地说，有上百种选择。这里有一些想法。

碎片化活动

碎片化活动就是一整天都有小的活动，但都不是正式的锻炼。碎片化活动可以打破长时间久坐的习惯，让你更活跃。

- 在手机或者智能手表上设置闹钟来提醒你每60分钟活动一次——站起来、伸展身体、做10次"坐–站锻炼"（详见第八章）或者20次"提踵"（详见第八章）、上下楼梯。
- 多喝水，这会使你经常去洗手间。
- 乘汽车或火车/飞机旅行时，也要定期休息一下——站起来走走。一有机会就伸展身体、做一些运动以及走走路。
- 利用第七章和第八章的运动来设计自己的"碎片化活动"项目——把做过的运动打钩。试着每小时做一些运动。
- 不要被动地看电视或电影——以同样的姿势坐1小时或更长时间。利用这个时间伸展身体，坐在地板上，变换姿势，做一些核心肌群锻炼。
- 做一个"椅子拒绝者"——当在等候室或者会议上有人给你让座时，你要做相反的事情——礼貌地拒绝，并且站着。
- 多任务性活动，如等水烧开、加油或者刷牙——可以在等待时做一些伸展、提踵、转肩、迷你蹲等活动。
- 找一个站立式办公桌，白天工作时可以坐、站交替。

监控日常体力活动

可以使用智能手表来计算步数和步行距离，有的也可以监测心率。使用智能手表已被证明可以有效地增加癌症确诊后人们的体力活动水平，并且可以激励人们，它会在你坐了一段时间后提醒你活动。

有两种使用计步器的方法：

- 每天的步数——忘记10 000步的目标，这对许多人来说是不现实的。相反，只要记下每天的步数，并试着每天增加少量的步数就可以了。随着时间的推移，可以增加步行的频率、距离和强度。
- 心率——计算自己的靶心率（使用第六章给出的方法），并通过监控心率来确保运动强度。可以在步行或者慢跑时这么做。

癌症运动课程 / 运动小组

咨询肿瘤科医生或者护士，在你所在的医院、临终关怀医院、当地的健身房或者社区里，是否有癌症专项运动课程。这种课程很少并且开设课程的地方可能距你很远，但是确实有。这种课程通常在一个安全的、受监督的和令人鼓舞的环境中进行——通常是环形跑道课，有时是步行小组。你可能会参加一个全科医生指导的"运动小组"（适用于需要医疗照顾的人）——在英国，这些课程通常在当地的娱乐中心，而且有大量的补助，所以价格很低。

社区 / 健身房运动小组或课程

当地的社区或者健身房有数百种不同类型的课程 / 小组。所以你一定会找到适合你的。从打太极拳到打网球，从跳尊巴舞到跑步，从普拉提到水中有氧运动，从步行到骑行——找一个欢迎所有人加入的小组、俱乐部或者课程，它不是竞争性的，而是可以提供友好支持环境的。

当然，如果你已经很健康了，那么你可以继续参加癌症诊断之前的课程、小组，或许也可以做一些调整。根据你的感觉，你可能只需要减少或者调整强度，或调整某些运动。你可以先观摩或体验一个课程 / 小组，这样你就知道它是否适合你，以及你是否喜欢它。

告诉指导老师或课程负责人你的病史。他们可能会紧张或不了解你的病情，在这种情况下，阅读本书会帮助他们了解你的诊断、限制因素以及患大肠癌后的需求。如果他们有顾虑，引导他们阅读美国运动医学会发布的癌症幸存者运动指南[1]，以及麦克米伦癌症援助组织关于身体活动和癌症[2]的癌症支持手册。

如果你做过腹部手术，最好找一个产后康复专家，或了解核心 / 盆底 / 腹内压问题以及知道如何调整改编运动的教练。女性保健专家、产前 / 产后指导师和普拉提教练往往在这一领域接受过良好的培训。如果你是一位男性阅读者，不要被"产后"的字眼吓跑——原则也同样适用。那些老师会更了解你的情况。

家庭锻炼视频 / 在线资源

家庭锻炼有非常多的选择。对于那些担心感染或者进行免疫抑制治疗的人来说，这是一种很好的选择。

现在的科技可以让我们在家里也能进行运动 / 活动，也可以像在健身房一样参加健身课。从基于椅子的瑜伽风格的课程到普拉提、力量锻炼或者舞蹈课，每月的花费通常很少。有很多种选择——可以在线搜索。简化自己的技术、密码、运动区和扬声器设置，这样可以更容易锻炼。

可能有些课程和健身视频并不适合你，要根据病情、并发症或者诊断阶段选择。因此在开始运动前，先看一下视频，然后回顾一下第三章。调整任何你认为不合适的动作和运动。

麦克米伦癌症援助组织制作了一张免费的 *Move More Cancer Exercise* DVD，可以从他们的网站上订购。里边是温和的锻炼方法，可以在家里锻炼，可以用椅子辅助。如果你接受了腹部手术，任何产后普拉提视频都是可参考的。

其他家庭锻炼

购买哑铃、壶铃或弹力带在家使用。让健身教练为你制订一个计划。用本书第七章和第八章中的运动方式，制订适合自己的温和的家庭锻炼计划，然后开始运动。

租用或者购买家庭锻炼设备。自行车、跑步机、踏步机和划船机都可以租赁。监测心率，以保持运动强度在安全的水平。

在家运动的缺点是很难有动力。你的意愿可能是好的，但总是有其他事情要做——洗衣服、做饭、看电视、熨衣服、做家务等，这些似乎总是更重要。你的健身车或者举重器材很快就会落满灰尘！你必须非常自律才能实现在家锻炼，但对有些人来说这是确实有效的。

立下誓言

让我们用一些承诺和保证结束这一章和本书。我们探讨了障碍、利益和克服障碍，并且讨论了支援队。随时回顾这些内容。

把你的保证写在纸上，你就更有可能去做。写三个简单的保证要做的事情，通过活动来改善自己的健康。不论这些保证是大是小，它们必须与你有关，与你在癌症康复过程中的阶段有关，并且是可实现的。除了每个保证外，你还要写下它的好处以及你从中获得了什么。

具体点，不要仅仅写下"变得更活跃"。这太宽泛、太不具体了。可以写"我保证每天午餐后散步10分钟"。保证它可实现并且是具体的，这样你知道你可以评估它，并打钩。

把这些写到卡片上，放在一个你能每天看到的地方。

我保证：

好处是：

我保证：

好处是：

我保证：

好处是：

最后，让我们在重要性和自信心方面做最后一次评分。

• 对你来说，现在体力活动有多重要？

1	2	3	4	5	6	7	8	9	10
一点也不重要									非常重要

• 你现在对体力活动有多自信？

1	2	3	4	5	6	7	8	9	10
一点也不自信									非常自信

把这个分数和第一章开始时的分数进行比较。结果怎么样？我真的希望你可以更积极、更主动、更有动力地多做一些运动，去寻找方法将运动融入你的生活。

要点

• 想想你喜欢什么样的环境——如果你喜欢户外的新鲜空气，就不要去健身房。

- 如果你喜欢音乐，找一个可以播放积极音乐的舞蹈班或健身班；或者在散步或慢跑时听音乐。

- 调查一下你附近有什么活动——在娱乐中心有当地的癌症健身课或者运动小组吗？试试健步走、跑步、瑜伽课或普拉提课。很多人喜欢打太极拳，这对改善平衡很有帮助。

- 癌症期间及以后你需要做的事情可能与之前你做过的事情有很大的不同。没关系，你可能会走向一个新的目标。放下过去，接受可能与原来不同的事实。你的新口头禅是"适应和接纳"。

- 我们大多数人都觉得和朋友一起运动或者参加团体运动更容易。找几个朋友，向教练预定课程或者请医生帮你介绍运动学习班。如果你负担得起，可以请一位私人教练（最好是受过训练的癌症运动专家）。

- 让家人和朋友支持并鼓励你积极运动——在你不想运动时给你一点鼓励。家人担心（并建议你休息）是很正常的，因此他们可能需要阅读本书，这样他们就会相信你所做的事情是安全的并且对你有益。

- 不要听天由命。除非你能实现它，否则它不会发生。

- 找出阻碍你变积极的因素——确定它们是什么，并且想出如何解决它们。找出绕过障碍和解决困难的方法。

- 关注好处。永远问自己——"我能从中得到什么？"运动在当时可能并不总是有趣的。没有人会跳下床说："耶，该跑步了！"大多数人发现很难行动起来，即使他们感觉很好、很健康。有时候，你必须给自己一点行动的动力。

- 永远记住每一个小的活动都是重要的，都会带来改变。每走 10 分钟、每进行 10 次坐站、每次爬楼梯而不是乘电梯、每次做伸展运动而不是躺在沙发上等，所有这些都会产生影响，并使你感觉更好，有助于你开始运动并重建信心。

- 永远不要低估运动和身体活动的力量。动总比不动强。任何事情总是有可能的。要有信心去尝试。

我把下面这首诗送给你们。这是我在网上找到的，但是没有找到作者。这首诗很棒。所以，不管这是谁写的……谢谢你！

运动越多，感觉越好
感觉越好，康复越快
康复越快，获得越多
所以，让我们运动起来吧！

佚名

我的故事

我想和你们分享我自己的故事，因为这不仅是促使我写这本书的基础，还改变了我为自己和我的客户提供的锻炼方法。

那是 2010 年 6 月，当时我 36 岁，是一名铁人三项运动员，有两个儿子。有一天半夜，我被一股不知从何而来的剧烈腹痛痛醒。我唤醒丈夫让他叫了医生——我因结肠穿孔引起危及生命的腹膜炎而被紧急送往医院。我记得我躺在医院里对外科医生说："我八周后要参加铁人三项，到那时我会好起来的，对吗？"那时候，我没有意识到的是，活着会成为我仅有的目标。当然，我没有参加铁人三项，接下来的两年里，我接受了多次肠道手术，身体状况也不好。

我的情况非常糟糕，必须接受切除一部分肠道的紧急手术。我需要做一个造口手术（通常被称为结肠造瘘或造口术），这是手术的一部分。如第四章所述，这是一种将小肠末端带到腹部皮肤表面形成造口的手术（我做的是这样的手术）。

许多人将其称为"结肠造口术"或"携带一个袋子"。从专业角度上讲，这是回肠造口术（小肠末端称为回肠），它基本上绕过了消化系统的其余部分，代谢产物从腹部的一个洞里出来。这是不可思议的，同时也很怪异。

在那之前我从没听说过回肠造口术、造口或造瘘术，也不知道有谁做过。我很快了解到它只是暂时的，但是在接下来的两年中我出现了一些并发症。从 2010 年到 2012 年，我无数次进出医院，做了五次重大腹部手术。有一段时间，我以为我再也不能吃固体食物了。我依靠液体维持生活，当时身体很虚弱，状态很差。现在回想起来，我都不知道我是怎么度过那段时间的。但我确实记得当时我情绪低落，身体状况很差，整个人像跌到了谷底一样。值得庆幸的是，2012 年我进行了一次成功的手术，我的生活质量得到了改善，我能够再次进食了。现在我的造口会永远存在（我的选择），对此我依然很开心。我过上了正常且积极的生活，事实上它也没有阻止我做任何事情。我热衷于分享这样的信息：造口并不一定会限制生活。

在生病之前，我身体健壮、健康，处于事业的快速上升期。我热衷于竞技运动并且是健身顾问、教练和健康作家，我忙于照顾我的孩子和家庭生活，认为我做的一切都是对的。对我来说，这次生病是人生的一课，它告诉我没有人是不可战胜的，我们不知道下一个拐角处会发生什么。

突然间，我崩溃了，跌到了谷底，不得不慢慢地恢复健康。作为一名运动专家，天真地期待着某种"运动康复计划"。但是什么也没有。我只能自己解决这个问题。我进行了五次腹部大手术，体重减轻了约13千克（主要是肌肉），在医院里住了数周，活在曾经自我的阴影下。我不仅失去了健康，也失去了信心。我不知道自己的身体如何运作，也不再对它有任何信心，它让我大失所望，我不再信任它。我感到虚弱、心力交瘁和脆弱，我必须学会如何在一个新的身体里生活——这个身体上有一个"袋子"。

我想我可以从我停止的地方继续。回到我曾经的地方是我的口头禅。也许能去跑几场马拉松，然后再去参加铁人三项。但这并不容易。

在重新学习进食技巧之后，我必须学会"重新思考"我与锻炼和跑步的关系，以及它对我的意义，我想从跑步中得到什么。我发现我不想再参加任何竞技运动，我已经失去了进行高水平比赛所需的"痛苦"按钮，我想朝一个新的方向发展。我参加了一场竞技性的10公里比赛，我厌恶其中的每一分钟。相反，我发现我只想在大自然中没有压力、轻松地奔跑，和我的丈夫一起出去，和一个理解我经历的人在一起。八年过去了，我们还在跑马拉松，但我们这样做是为了风景、友情和之后的蛋糕。不要误解我的意思，我仍然喜欢通过长跑来挑战自己，但是我经历了大型手术和疾病后，才知道锻炼可以滋养我并提供安慰。

我参加过许多次马拉松（最近一次统计是31次），2014年参加了在印度喜马拉雅山脉进行的令人难以置信的160公里阶段性跑步等超长距离跑步，2018年参加了在科罗拉多州的落基山脉进行的193公里的阶段跑。但有趣的是，我不仅回到了原来的位置，而且还朝着新的方向前进。我对自己的健康和活着充满了感激之情，我对锻炼也有了新的感激之情。跑步和锻炼身体是一种特权，不是每个人都这么幸运。在绝望的深渊中，我产生了一种渴望——抓住生活，享受每一刻！

尽管有时这很难忍受，我也害怕自己永远也无法康复，但我还是试图将造口视为另一项挑战——需要克服的挑战。

我一直说跑步是生活的隐喻。这是一趟充满困难、韧性、恐惧、快乐、喜悦和兴奋的过山车。经历疾病和手术都是一样的，我发现成为一个成功的跑步者所需要的技能帮助我克服了造口术带来的困难，反之亦然。

所以，虽然我自己没有经历过癌症，我也不可能了解你的感受，以及癌症是如何影响你的，但我经历了自己的磨难。这段经历教会了我同情和理解，这是我以前没有的。它让我成为一个更好的教练，带领我踏上了一段新的旅程，进入了康复、癌症康复和临床运动领域的世界。

如果你一直都很健康，你可能不会理解当你生病、虚弱、脆弱的时候，应对一场大病或手术是多么困难。在许多方面，疾病或手术的原因都无关紧要，过山车式的治疗、康复、治疗结果和创伤才会给你留下印记。你可以选择投降或放弃，也可以选择深入挖掘，找到克服挑战的方法，并学会向新的方向前进。

关于我提供的服务

我提供专业的咨询支持服务，为癌症或造口患者提供一对一的现场指导、辅导，也通过 skype 或电子邮件进行线上指导。在癌症治疗和造口手术的期间和术后，我可以就术后锻炼、恢复健康、腹部核心的康复以及进行安全适当运动锻炼提供建议。在 www.sarah-russell.co.uk 上可以找到有关我的服务的更多信息。

Sarah Russell
2019 年

参考文献和资源

前言

参考文献

1.Cancer Research UK. *Bowel cancer statistics.* www.cancerresearchuk.org/health–professional/cancer–statistics/statistics–by–cancer–type/bowel–cancer(accessed 20 March 2019).

2.Clinical Oncology Society of Australia (COSA). *COSA position statement on exercise in cancer care 2018.* www.cosa.org.au/media/332488/cosa–positionstatement–v4–web–final.pdf (accessed March 2019).

3.Wolin KY, Yan Y, Colditz GA, Lee IM. Physical activity and colon cancer prevention: a meta–analysis. *British Journal of Cancer* 2009;100(4):611–616.

4.Association of Stoma Care Nurses UK (ASCN). *National Clinical Guidelines 2016.* http://ascnuk.com/wp-content/uploads/2016/03/ASCN–Clinical–Guidelines–Final–25–April–compressed–11–10–38.pdf (accessed 22 March 2019).

资源

• McGrattan J. *Sorted: The Active Woman's Guide to Health.* London: Bloomsbury; 2017.

• Dr Lucy Gossage's website: www.cancerfit.me

第二章 大肠癌的治疗和锻炼的意义

参考文献

1.Macmillan Cancer Support. *Enjoying Life. Physical activity and cancer: the underrated wonder drug.* 2018. www.macmillan.org.uk/_images/physicalactivity–

and–cancer–the–underrated–wonder–drug_tcm9–336275.pdf (accessed 22 March 2019).

2.Clinical Oncology Society of Australia (COSA). *COSA position statement on exercise in cancer care 2018.* www.cosa.org.au/media/332488/cosa–positionstatement–v4–web–final.pdf (accessed March 2019).

3.Wolin KY, Yan Y, Colditz GA, Lee IM. Physical activity and colon cancer prevention: a meta–analysis. *British Journal of Cancer* 2009;100(4):611–616.

4.Cancer Research UK. *What is cancer fatigue?* www.cancerresearchuk.org/about–cancer/coping/physically/fatigue/what–is–cancer–fatigue (accessed 22 March 2019).

5.Stevinson C, Campbell A, Cavill N, Foster J. *Physical Activity and Cancer. A concise evidence review.* Macmillan Cancer Support. 2017. www.macmillan.org.uk/_images/the–importance–physical–activity–forpeople–living–with–and–beyond–cancer_tcm9–290123.pdf (accessed 22 March 2019).

6.Evans WJ. Skeletal muscle loss: cachexia, sarcopenia, and inactivity. *The American Journal of Clinical Nutrition* 2010; 91(4):1123S‐1127S. http://ajcn.nutrition.org/content/91/4/1123S.full (accessed 22 March 2019).

7.Campbell CS. *Deconditioning: the consequence of bed rest.* Geriatric Research Education Clinical Center. 2011. http://aging.ufl.edu/files/2011/01/deconditioning_campbell.pdf (accessed 22 March 2019).

8.Meyerhardt J, Heseltine D, Niedzwiecki D, Hollis D, Saltz LB, Mayer RJ. Impact of physical activity on cancer recurrence and survival in patients with stage III colon cancer: findings from CALGB 89803. *Journal of Clinical Oncology* 2006; 24(22):3535–3541. https://ascopubs.org/doi/full/10.1200/JCO.2006.06.0863 (accessed 22 March 2019).

第三章　注意事项与适应性

参考文献

1.Macmillan Cancer Support. *Physical Activity and Cancer.* 2019. 5th Edition. MAC12515_E05_N. http://be.macmillan.org.uk/Downloads/CancerInformation/LivingWithAndAfterCancer/MAC12515E05physicalactivitylowresPDF20190128

HS. PDF (accessed 22 March 2019).

2.Macmillan Cancer Support. *Physical Activity for People with Metastatic Bone Disease: Guidance for Healthcare Professionals.* www.macmillan. org.uk/_images/ physical−activity−for−people−with−metastatic−bone−diseaseguidance_tcm9− 326004.pdf (accessed 22 March 2019).

第四章　带着造口生活和锻炼

参考文献

1.Bland C, Young K. Nurse activity to prevent and support patients with a parastomal hernia. *Gastrointestinal Nursing* 2015;13(10): 16–24.

2.Association of Stoma Care Nurses UK (ASCN). *National Clinical Guidelines 2016.* http://ascnuk.com/wp−content/uploads/2016/03/ASCN−Clinical−Guidelines− Final−25−April−compressed−11−10−38.pdf (accessed 22 March 2019).

3.Colostomy UK. *Active Ostomates: Sport and Fitness After Stoma Surgery.* May 2018. www.colostomyuk.org/wp−content/uploads/2018/06/Active−Ostomates− Sport−and−fitness−after−stoma−surgery.pdf (accessed 23 March 2019).

资源

On behalf of Global medical devices company ConvaTec I developed a specific stoma exercise rehabilitation programme and education package called me+recovery. Through this programme we have educated hundreds of nurses and healthcare professionals around the world, including 250 UK stoma nurses. As a patient you can access free resources and information about stoma exercise/rehabilitation, hydration and much more.

If you have a stoma, you can register for more information/resources at www. convatec.co.uk/meplus in the UK or call 0800 467 866.

造口阅读资料

• Russell S. Physical Activity and the stoma patient. Overcoming barriers. *British Journal of Nursing* 2017;26(5):S20－S26.

• McGrath A. Parastomal hernia: an exploration of the risk factors and the implications. *British Journal of Nursing* 2006;15(6): 317–321.

- Thompson M, Trainor B. Incidence of parastomal hernia before and after prevention program. *Gastrointestinal Nursing* 2005; 3(2): 23 - 7.
- Thompson M, Trainor B. Prevention of parastomal hernia: a comparison of results 3 years on. *Gastrointestinal Nursing* 2007; 5(3): 22 - 8.

第五章　疲劳和自我照顾

参考文献

1.National Cancer Institute. *Fatigue. Patient Version.* June 2017. www.cancer. gov/about-cancer/treatment/side-effects/fatigue/fatigue-pdq (accessed 23 March 2019).

2.Macmillan Cancer Support. *Coping With Fatigue (Tiredness).* 2018. 8th Edition MAC11664_E08. https://www.macmillan.org.uk/_images/MAC11664_E08_Cop_Fatigue_p03_20181105_lowres%20pdf_tcm9-345459.pdf (accessed 23 March 2019).

3.Pemberton S, Berry C. *Fighting Fatigue. A practical guide to managing the symptoms of CFS/ME.* 2009. Hammersmith Books; London, UK.

4.Evans, M. *Cancer Related Fatigue.* Video. Sunnybrook Odette Cancer Centre and the Canadian Cancer Society. http://health.sunnybrook.ca/cancer-fatiguecontent/video/ (accessed 23 March 2019).

5.Dweck C. *Mindset. Changing the Way You Think to Fulfil Your Potential.* 6th Edition. Robinson. 2017.

6.National Cancer Institute. *Sleep disorders. Patient version.* 2016. www.cancer.gov/about-cancer/treatment/side-effects/sleep-disorders-pdq (accessed 23 March 2019).

7.Cancer Research UK. *Meditation.* 2015. www.cancerresearchuk.org/aboutcancer/cancer-in-general/treatment/complementary-alternative-therapies/individual-therapies/meditation (accessed 23 March 2019).

资源

- Untire. This is a free app available for your smartphone especially for people affected with cancer-related fatigue. It has similar tips to Chapter 5 and includes ideas for exercises and daily journaling. See https://untire.me/Earplugs: BioEars are a great brand—soft silicone earplugs that you can mould to fit and work really well.

- Sleep trackers. If you like gadgets and data, using a sleep tracker will really appeal. Wearing a tracker as a watch or wristband will give you feedback on the quality and quantity of your sleep, monitoring your heartrate and movement as you sleep. There is a huge choice and the technology and accuracy have improved rapidly in recent years. Just search for 'wearable sleep trackers' online and do some research before you invest. Fitbit seem to lead the way in this area. Data feedback in black and white can be very motivating and can help you identify patterns.

- Meditation apps:
  * Headspace www.headspace.com/
  * Calm: www.calm.com
  * Be Mindful: www.bemindfulonline.com

第六章　锻炼原则与监控

参考文献

1.Department of Health and Social Care. Start Active, *Stay Active. A report on physical activity for health from the four home counties' Chief Medical Officers.* 2011. www.gov.uk/government/publications/start–active–stay–activea–report–on–physical–activity–from–the–four–home–countries–chief–medicalofficers (accessed 23 March 2019).

2.Toohey K, Pumpa K, McKune A, Cooke J, Semple S. High–intensity exercise interventions in cancer survivors: a systematic review exploring the impact on health outcomes. Journal of Cancer Research and Clinical Oncology 2018; 144(1): 1–12.

资源

- Active 10. A free app for your smartphone that shows you just how briskly (or not) you are walking (www.nhs.uk/oneyou/active10/home)

- Resting heartrate (RHR) app for your phone: www.hrv4training.com
- Fitness tracker watches: Polar (www.polar.com/uk-en) and Fitbit (www.fitbit. com/uk/home)
- Exercise heartrate (HER) chest straps or wrist sensors: Polar; Fitbit or Garmin are usually good brands.

第七章　术后核心肌群锻炼与康复

参考文献

1.Association of Stoma Care Nurses UK (ASCN). *National Clinical Guidelines 2016.* http://ascnuk.com/wp-content/uploads/2016/03/ASCN-Clinical-Guidelines-Final-25-April-compressed-11-10-38.pdf (accessed 22 March 2019).

资源

- Pelvic floor exercise app: NHS Squeezy App (www.squeezyapp.co.uk). This inexpensive app is a brilliant tool which you can personalise and use to set reminders on your phone to do your pelvic floor exercises throughout the day.
- Step counter apps: Active 10 (www.nhs.uk/oneyou/active10/home); Fitbit.

腹肌和盆底肌锻炼资源

- Pelvic Obstetric & Gynaecological Physiotherapy. *Fit Following Surgery: Advice and Exercise Following Major Gynaecological Surgery.* 2017. https://pogp.csp. org.uk/publications/fit-following-surgery-advice-and-exercisefollowing-major-gynaecological-surgery (accessed 23 March 2019).
- Pelvic Exercises, an online resource created by Michelle Kenway to provide women with information about pelvic floor problems.
    * *Safe Exercises After a Hysterectomy-Health Professional Guidelines.* www.pelvicexercises.com.au/hyster-exerciseguidelines/(accessed 23 March 2019).
    * *Inside Out: Pelvic Floor Safe Exercise Book.* www.pelvicexercises.com.au/pelvic-exercise-products/pelvicexercise-books/inside-out-michelle-kenway/

- Birmingham Bowel Clinic. *Colostomy and Exercise.* 2014. www.birmingham–bowelclinic.co.uk/files/20140521164955–Colostomy–and–Exercise.pdf
- Continence Association of Australia–Excellent resources
  www.continence.org.au
- Sue Croft–Australian Physiotherapist with special interest in continence and pelvic floor health. Superb resources and great books:
  www.suecroftphysiotherapist.com.au
- Diane Lee–https://dianelee.ca/article–training–deep–core–muscles.php

第九章　营养健康和补水

参考文献

1. World Cancer Research Fund. *Cancer Prevention Recommendations.* www.wcrf.org/dietandcancer/cancer–prevention–recommendations (accessed 23 March 2019).
2. Kastorini C–M, Milionis HJ, Esposito K, Giugliano D, Goudevenos JA, Panagiotakos DB. The effect of Mediterranean diet on metabolic syndrome and its components: a meta–analysis of 50 studies and 534,906 individuals. *Journal of the American College of Cardiology* 2011; 57(11):1299–1313.
3. Cancer Research UK. *The Microbiome and Cancer: What's All the Fuss About?* 2017. www.cancerresearchuk.org/funding–for–researchers/researchfeatures/2017–06–13–the–microbiome–and–cancer–whats–all–the–fuss–about (accessed 23 March 2019).
4. WCRF. *Eat Well During Cancer.* www.wcrf–uk.org/uk/here–help/eat–wellduring–cancer (accessed 23 March 2019).
5. National Cancer Institute. *Eating Hints–Before, During and After Cancer Treatment.* www.cancer.gov/publications/patient–education/eatinghints.pdf (accessed 23 March 2019).

资源

- Protein whey isolate powder supplement: www.pulsin.co.uk
- BEAT–the charity for eating disorders: www.beateatingdisorders.org.uk

- Electrolyte drinks: Dioralyte (www.dioralyte.co.uk); SOS Rehydrate (www.sosrehydrate.com).

第十章　克服障碍，激发动力

参考文献

1.Schmitz KH, Courneya KS, Matthews C, Denmark-Wahnefried W, Galvao DA, Pinto BM, Irwin ML, Wolin KY, Segal RJ, Lucia A, Schneider CM, von Gruenigen VE, Schwartz AL. American College of Sports Medicine roundtable on exercise guidelines for cancer survivors. *Medical Science of Sports Exercise* 2010l;42(7):1409-26.

2.Macmillan Cancer Support. *Physical Activity and Cancer. January* 2019. 5th Edition. MAC12515_E05_N. http://be.macmillan.org.uk/Downloads/CancerInformation/LivingWithAndAfterCancer/MAC12515E05physicalactivitylowresPDF20190128HS.PDF

资源

- Online activity videos: Pilatesanytime.com
- Macmillan Cancer Support: Move More DVD (https://be.macmillan.org.uk/be/p-20843-move-more-dvd.aspx)

词汇表

A

abdominal breathing 腹式呼吸

abdominal muscle 腹肌

abdominal pressure 腹压

abdominal surgery 腹部手术

ACSM（American College of Sports Medicine）美国运动医学会

active 活跃的

active recovery timeline 体力恢复时间轴

activity 活动

adaptation 适应性

advanced 高级的

advanced exercise 高阶运动锻炼

age-related muscle loss 年龄相关的肌肉萎缩

agility 灵敏性

alcohol 酒精

anaemia 贫血

Association of Stoma Care Nurses(ASCN) 造口护理护士协会

B

bacteria in gut 肠道细菌

badminton 羽毛球

bedroom and bedtime 卧室与就寝时间

bicycle（exercise）自行车（运动）

bicycling 骑自行车

biological mechanisms of exercise benefits 运动效益的生物学机制

biological therapy 生物疗法

Birmingham Bowel Clinic 伯明翰肠道门诊

blood glucose/sugar 血糖

body composition 身体成分

bone metastases 骨转移

bone strength（weakness/loss）骨强度（降低 / 流失）

bowel cancer 大肠癌

breathing 呼吸

bridge（exercise）桥式（运动）

bridge with balls/towel 球 / 毛巾辅助桥式

bridge with band 弹力带辅助桥式

bridge with leg lift 腿抬高桥式

C

cachexia 恶病质

caffeine 咖啡碱

calf raises 提踵

carbohydrate 碳水化合物

cardiovascular exercise and fitness 心肺功能锻炼与心肺适能

chemotherapy 化疗

colon 结肠

colon cancer 结肠癌

colorectal cancer 结直肠癌

colostomy 大肠结肠造口术

colostomy UK 英式结肠造口

contact sports 接触性运动

Continence Association of Australia 澳大利亚失禁协会

co-ordination 协调

core muscles 核心肌群

core exercise 核心肌群锻炼

importance 重要性
intuitive movement 本能运动

J
jogging 健身跑

K
kinesophobia 运动恐惧症

L
large intestine 大肠
leakage 渗出物
leg 腿
lymphedema 淋巴水肿
lifestyle activity 生活方式
listen to 倾听
long squeeze exercise 长时间挤压运动

M
marching on spot 原地踏步
martial arts 武术
massage ball 按摩球
meditation 冥想
Mediterranean diet 地中海饮食
melatonin 褪黑素
microorganism 微生物
muscle endurance 肌肉耐力
muscle loss with 因……而肌肉萎缩
muscle mass 肌肉量
muscle strength 肌力

N
neuropathy 神经病
nutrition and diet 营养与饮食

O
obesity 肥胖
obstacles to rehabilitation 功能障碍的康复
oral rehydration solution 口服补液溶液
osteoporosis 骨质疏松症

ostomy 造口
overweight and obesity 超重和肥胖

P
patience 耐心
pelvic exenteration 盆腔廓清术
pelvic floor exercise 盆底功能锻炼
pelvic tilt 骨盆倾斜
peripheral neuropathy 周围神经病
personal trainer 私人教练
physical activity 体力活动
physical fitness 体适能，体能
phytochemical 植物化学物
PICC（peripherally inserted central venous catheter）经外周静脉穿刺的中心静脉导管，外周中心静脉导管
Pilates 普拉提
Pilates ball 普拉提球
plank 平板支撑
port 输液港
postnatal rehabilitation 产后康复
pre-habilitation 预康复
problem 问题
processed food 加工食品
protector device 保护装置
protein 蛋白质
psychological effects 心理影响
psychological therapy 心理疗法

Q
quadriceps exercise 股四头肌锻炼
quality of life 生活质量
quick torsion 快速扭转

R
radiotherapy 放疗
raw 生的
recovery HR 恢复心率
rectal surgery 直肠手术
recurrence of bowel cancer 大肠癌复发

rehabilitation after surgery 术后康复

relationship 关系

resistance exercises/training 抗阻锻炼 / 训练

resting HR 静息心率

rotation 旋转

RPE（rating of perceived exertion）自觉疲劳程
　　度量表

S

salads 沙拉

seated knee lift 坐位膝抬高

side effect 副作用

surgery 手术

sit–stand–sit 坐 – 站锻炼

skiing 滑雪

sleep 睡眠

snack 零食

snow sports 冰雪运动

SOS rehydrate 紧急补充水分

sports 运动

sports drink 运动饮料

stoma 造口

stoma–related dehydration 与胃部相关的脱水

sugar 糖

T

talking therapy 谈话疗法

target HR 靶心率

targeted therapy 靶向治疗

technology 技术

therapy 治疗

thirst 口渴

tiredness 疲乏

torsion 扭转

treatment 治疗

TVA（transverse abdominis）腹横肌

U

umbrella breathing 伞式呼吸

urine colour 尿液颜色

urostomy 尿道造口术

V

vegetarian diet 素食

W

walking 步行

water 水

water intake 摄入水

water loss 水流失

weight training 力量锻炼 / 训练，重量训练

windmill exercise 风车运动

World Cancer Research Fund 全球癌症研究基
　　金会

Y

yoga 瑜伽